实用针灸刺血疗法便览

张永臣　贾红玲　编著

吴富东　单秋华　主审

U0391702

人民卫生出版社

图书在版编目（CIP）数据

实用针灸刺血疗法便览/张永臣，贾红玲编著.—北京：人民卫生出版社，2014

ISBN 978-7-117-17351-3

Ⅰ.①实…　Ⅱ.①张…②贾…　Ⅲ.①放血疗法（中医）Ⅳ.① R245.31

中国版本图书馆 CIP 数据核字（2013）第 310921 号

人卫社官网	**www.pmph.com**	出版物查询，在线购书
人卫医学网	**www.ipmph.com**	医学考试辅导，医学数据库服务，医学教育资源，大众健康资讯

实用针灸刺血疗法便览

编　　著：张永臣　贾红玲
出版发行：人民卫生出版社（中继线 010-59780011）
地　　址：北京市朝阳区潘家园南里 19 号
邮　　编：100021
E - mail：pmph @ pmph.com
购书热线：010-59787592　010-59787584　010-65264830
印　　刷：三河市宏达印刷有限公司（胜利）
经　　销：新华书店
开　　本：850×1168　1/32　　印张：9
字　　数：233 千字
版　　次：2014 年 2 月第 1 版　2018 年 7 月第 1 版第 3 次印刷
标准书号：ISBN 978-7-117-17351-3/R・17352
定　　价：55.00 元

作者简介

张永臣（1968.2.13—），男，江苏省丰县人，获南京中医药大学医学学士学位，山东中医药大学医学硕士、博士学位，在北京大学公共卫生学院研修1年，在中国中医科学院针灸研究所研修半年，现为山东中医药大学针灸推拿学院教授，经络腧穴教研室主任、硕士研究生导师，兼任山东针灸学会常务理事、山东省老年医学研究会针灸专业委员会副主任委员。师从刘玉檀教授、吴富东教授、单秋华教授，从事针灸临床、教学、科研和预防、保健工作20余年，对针灸学的经典理论有深入的研究，擅长治疗脊柱疾病、神经内科疾病和男子性功能障碍。主编《阳痿证治全书》、《中西医结合治疗尿石症》、《华佗夹脊穴研究与临床应用》、《人体特效穴位使用手册》、《艾灸防治百病一本通》、《拔罐防治百病一本通》等著作14部，点校古医籍《温病条辨》、《沈氏尊生书》。参与国家"973"课题1项、国家自然基金3项，主持省中医管理局课题2项、省自然基金1项，以中、英文发表学术论文60余篇。

贾红玲（1969.10.29—），女，江苏省丰县人，获山东中医药大学医学学士、硕士、博士学位，现为山东中医药大学第二附属医院（山东省中西医结合医院）针灸科主任、主任医师、教授、硕士研究生导师，国家优秀中医临床人才，山东省名中医，有突出贡献的中青年专家，山东省疼痛研究会中西医结合委员会副主任委员、山东中医药学会疼痛专业委员会副主任委员、山东针灸学会常务理事、山东省老年医学研究会针灸专业委员会主任委员，曾任市政协委员、常委。师从单秋华教授、田思胜教授，潜心研究中医经典理论，结合现代医学知识，擅长运用针灸、脐疗法和放血疗法治疗脊柱疾病、神经内科疾病,应用"疾刺疾出针法"、"龙虎交战针法"治疗各种痛证。参与国家"973"课题 1项,主持省中医管理局课题 3 项,主持省自然基金 1 项,主编《腰椎间盘突出症研究进展》《医学与美容》《家庭中药使用技巧》、《脐疗防治百病一本通》《人体特效穴位之五输穴》等著作 15部,点校古医籍《冯氏锦囊秘诀》,在国内、外学术期刊上发表学术论文 40 余篇。

前　言

　　刺血疗法是中医学独特的治疗方法之一,古典医籍《黄帝内经》中的络刺、赞刺及豹文刺法即是。《资治通鉴》记载:"上(唐高宗李治)疾甚故也,上苦头重、不能视,召侍医秦鸣鹤诊之,鸣鹤请刺头出血,可愈。"是说唐代高宗李治头痛、头晕、眼花,经御医秦鸣鹤在头部点刺出血而愈。

　　我们应用刺血疗法治疗常见病已经多年,积累了点滴经验。如感冒取肺俞、风门点刺放血加拔罐,可以明显改善鼻塞、头痛症状并缩短病程;咽喉疼痛取少商点刺放血,疼痛即刻减轻;高血压取耳尖放血,血压即刻降低;急性腰扭伤取委中点刺放血加拔罐,腰痛即刻减轻;房颤取曲泽、委中点刺放血加拔罐,疗效也较好。在当今,刺血疗法以其用具简单、操作方便、疗效肯定,已经广泛应用于内、外、妇、儿、美容等各科中。

　　为推广这门中医针灸的特色技术,我们参阅古今大量的文献资料,在继承导师经验的基础上,结合自己20余年的临床经验,编著成《实用针灸刺血疗法便览》一书。力求本书浅显易懂,层次分明,文字和图片结合,实体图片展示穴位,以易于学习和实际操作。我们的学生张帅、张春晓两位医师对资料的收集、整理、校对、绘图等方面做了许多工作,谨表感谢!

　　限于我们知识水平有限,书中出现的疏漏不足之处,恳请读者给予批评指正,并提出宝贵的建议。

张永臣　贾红玲

2014年元旦于济南领秀城

目 录

第一章
刺血疗法总论

第一节　刺血疗法的渊源与发展

　　刺血疗法是中医学独特的治疗方法之一,是在中医基础理论指导下,运用三棱针、采血针、梅花针等针具,在体表血络充足处或穴位上点刺出血,以祛除病邪、调和气血、平衡阴阳以防治疾病的一种方法。古今有"启脉"、"刺络"、"刺血"、"放血"等不同称呼。

　　刺血疗法可能是由砭石疗法发展而来。在《素问·异法方宜论》有:"故东方之域……其民皆黑色疏理,其病皆为痈疡,其治宜砭石,故砭石者,亦从东方来。"后来随着社会生产力的发展,出现了金属针具替代砭石,刺激体表穴位或病变部位,如《素问·汤液醪醴论》言:"镵石、针艾治其外。"《黄帝内经》有很大一部分是刺血疗法的理论与应用,如《灵枢·杂病》:"颊痛,刺手阳明与颊之盛脉出血",即腮部疼痛,在手阳明的阳溪、合谷与腮部充盈的血脉(约当大迎穴)处放血治疗。《灵枢·癫狂病》:"癫疾始作,而引口啼呼喘悸者,候之手阳明、太阳。左强者攻其右;右强者攻其左,血变为止",即癫疾发作时,出现口眼㖞斜、张口喘息的,可以在手阳明经的阳溪、合谷以及手太阳经的后溪放血,一直放到血液变为正常颜色为止。左侧出现强直,取右边的穴位;右边出现强直,取左边的穴位。《黄帝内经》提出"宛陈则除之"的治疗原则,现在仍然遵守,广泛应用于临床。

　　在晋代,针灸学家皇甫谧所著的《针灸甲乙经》,有大量论述刺血疗法的内容,如《针灸甲乙经》:"心痛,卒咳逆,曲泽主

1

之,出血则已",即心痛、咳嗽,取曲泽放血治疗(现在也常用于治疗冠心病、心律失常,效果较好)。葛洪《肘后备急方》:"卒中恶死:视其上唇里弦,有青息肉如黍米大,以针决去之",对于卒中病,上唇唇系带上有米粒大小的囊肿,可以点刺(现在主要应用此法治疗郁证、痔疮)。陈延之的《小品方》中也有类似记载,如其治疗丹毒者,便是"以锋针去血,然后敷药,大良"。

隋唐宋时期,巢元方的《诸病源候论》有"河洛间土地多寒,儿喜病嚖……皆决舌下去血,灸颊以防嚖"的记载。王焘《外台秘要》中记载了"崔氏疗小便不通方:足大拇趾其间有青脉,针挑出血,灸三壮愈"。孙思邈在《备急千金要方》记载:"凡疗疗肿,皆刺中心至痛,又刺四边十余下,令血出,去血敷药,药气得入针孔中佳,若不达疮里,疗不得力",是孙思邈创制的一种运用刺血敷药治疗疗疮的方法。此外,治疗"腰脚重痛,便取委中放血。"

宋代,《太平圣惠方》有"急性牙疳,唇颊边或者有黑脉,即须针去恶血"的记载,即牙疳,在唇内颊里刺血。陈自明《外科精要》:"一男子,年逾五十,患背疽五日,疽肿大痛,赤晕尺余,重如负石。当峻攻,察其脉又不宜,遂先砭赤处出血碗许,肿痛顿退,背重顿去",即运用针刺放血,治疗背疽而获显效。《资治通鉴》记载:"上(唐高宗李治)疾甚故也。上苦头重、不能视,召侍医秦鸣鹤诊之,鸣鹤请刺头出血,可愈。"即唐高宗李治患头痛、头晕、眼花的病症,御医秦鸣鹤在头部点刺出血而愈。

金元时期,寒凉派的刘河间运用刺血疗法来治疗邪热,倡导刺血以清热的学术思想,《素问病机气宜保命集》:"大烦热,昼夜不息,刺十指间出血,谓之八关大刺",即针刺十指间(即八邪穴)出血,以治疗急性、热性疾病。攻邪派的张子和在《儒门事亲》中指出:"神庭、上星、囟会、前顶、百会"五穴,除了可以治疗目疾外,采用放血疗法还可以治疗"头痛、腰脊强,外肾囊燥痒"。补土派的李东垣在《脾胃论》中采用三棱针点刺足三里以治疗脾胃虚弱的痿证。滋阴派朱丹溪的《丹溪心法》,对于腰痛则是在"委中、肾俞、昆仑"等穴放血治疗。

明代,陈会的《神应经》在治疗蛇、蝎等毒虫咬伤时,采用随经放血的方法,"使其毒气随经直泻,不欲呼吸使毒气行经也"。高武的《针灸聚英》记载了"小腹满或腹中急痛,刺刮委中,或夺命穴等处"。杨继洲在《针灸大成》中记载了治疗"偷针眼"(即麦粒肿)的方法,即"视其背上有细红点如疮,以针刺破即瘥"。除针灸书籍外,其他中医书籍也有记载,如薛己《外科发挥》中用少商放血治疗"咽喉肿闭,牙关紧急"的急性病症。

清代,吴谦等编修的《医宗金鉴·外科心法要诀》中有大量刺血疗法的运用,如其记载"青腿、牙疳……宣其血气,通其经络,使毒不得凝结",即血栓性静脉炎、牙疳,采用放血疗法;"赤白游风……游走太速者,砭之"等。喉科专著《重楼玉钥》中,有"双搭颊风……宜用破皮针出血,不可针挑深"的记载。在痧胀专著《痧胀玉衡》中制定了"先去其毒血,然后据痧用药"以治疗痧胀的总原则。《针灸逢源》:"热入血室,发黄,身如烟薰,目如金色,口燥而热结,砭刺曲池出恶血,或用锋针刺肘中曲泽之大络,使邪毒随恶血出之,极效",即针刺曲池、曲泽放血,治疗妇人热入血室、黄疸。

当今,医务工作者对刺血疗法进行了大量研究,无论从理论、临床还是作用机理方面都取得了可喜的成果。此外,还发展出了耳针放血疗法、耳穴综合疗法等新型刺血疗法,大大丰富了刺血疗法的临床应用与适用范围。如今,刺血疗法已经广泛应用于内、外、妇、儿、皮肤等各科疾病以及保健、美容的治疗中。

第二节 刺血疗法的治病机制

一、中医学认识

(一)行气和血、调整阴阳

刺血疗法是建立在中医气血脏腑理论与针灸经络理论的基础上发展而来的。气、血为人体最基本的两大精微物质,而经络系统便是气血的运行通路。通过刺血,人体经气得到激发,气血运行更加通畅,从而促进人体筋脉脏腑的营养吸收与代谢物的排出释放,使人体内部达到"正气存内"、"阴平阳秘"的理想状态。

(二)疏通营卫、祛邪达表

营、卫之气为人体自我防御的第一道关卡,如果其失去正常的运行规律,则会给人体造成不同程度的影响。当邪气侵犯人体体表时,营卫之气与邪气交争于体表,人体可以出现头项强痛、骨节酸痛、皮肤瘙痒等一系列症状,这些都是营卫运行因邪阻滞而引起的,通过刺血疗法,邪气得以疏泄,祛邪达表,营卫运行恢复正常,相应的症状得到缓解或消失。

如对于外感发热患者,通过刺血疗法体温便会很快恢复正常,故张从正在《儒门事亲》里有"出血之与发汗,名虽异而实同"的观点。再如皮肤瘙痒,是血中有风所致,故有"治风先治血,血行风自灭"的治疗大法。采用刺血疗法后,风邪随血气外泄,从而达到泻血祛风止痒的疗效。

再如人体肢体麻木,是因为气血虚衰,不能达于四末造成的,通过刺血疗法,尤其是在四肢末端放血,可以加速四肢末端的气血运行,从而使症状缓解。

如果人体抵抗力下降,容易感冒、神疲乏力、精力不集中、头昏脑胀,是卫气不固、营卫无力抗邪造成的,通过刺血疗法的治疗,可以激发人体正气,唤醒人体的防御机制,从而提高人体免疫力。

(三)清热泻火、消痈排毒

人体热毒的进展,有卫、气、营、血四个阶段,每一阶段都有相应的临床表现,而热毒最易附着于人体的营血部分,如果热毒炽盛,能引起痈、肿等溃烂性疾病。采用刺血疗法,即放血或排脓直接将热邪、脓毒排出体外,起到清热泻火,凉血清营、泄热消痈的作用。如临床上刺血疗法对于高热、衄血、发斑、脓毒疮疡等疾病有很好的疗效。而对于蛇、蝎、蚊、蚁等毒虫的咬伤,刺血不仅可以将体内热毒排出体外,还起到解毒的作用。

（四）开窍醒神、宁心镇静

对于突然昏仆、不省人事的急性病症，即"厥证"，《黄帝内经》认为其发病机理为"血之与气，并走于上"、"暴厥则死"，其预后为"气复反则生，不反则死"。通过放出手足末端的血液，可以使上走之气血复返于四肢末端，从而缓解头部压力，起到开窍启闭、醒脑苏厥的作用。如果因热扰心神、浊气攻心，引起人体营卫气血运行逆乱，则会导致情绪失常，如抑郁、失眠、喜笑不休等，刺血疗法可以祛除热邪、痰浊等致病因素，从而起到宁心镇静、理气解郁、和血安神的治疗功效。

（五）活血化瘀、通络止痛

经络为气血运行的通道，当诸多内外因素导致人体气血运行失常时，便会造成气滞血瘀的现象。如寒气侵袭经脉，经络气血凝滞不通，便可发生疼痛；再如气虚运血无力，营血内停变为瘀血，进一步阻塞气血运行，不仅产生疼痛，还会引起积块、痛肿的产生。通过刺血疗法，可直接将瘀血放出，疏通经络，使气血运行畅通；同时达到活血化瘀、祛瘀生新、通络止痛的目的。所以，刺血疗法对于跌打损伤、闪挫腰痛、关节疼痛、肢体麻木不仁有较好的疗效。

二、现代医学认识

（一）改善血液成分

刺血疗法可以明显改善血液成分，使血液中的离子含量如 Na^+、K^+、Ca^{2+} 等发生改变，从而起到退热、镇痛、消炎的作用。此外，对于人体血糖、血液黏稠度也起到一定的调控作用。同时，通过刺血还可以改善局部血液循环，激活人体凝血机制，可对人体血管内形成的血栓有良好的软化、解聚作用，从而使血栓得以吸收。

（二）纠正体液循环

人体内的细胞液、组织液、淋巴液等体液如果发生循环障碍,会对人体造成诸多影响,如肺水肿、腹水等。血液循环与淋巴循环、组织液循环有着广泛而密切的联系,刺血疗法正是通过放出血液,改善人体血液的凝滞状态,从而影响了血管内外体液的交换,调整了体液分布,达到了利水、消肿的功效。

(三)刺激神经肌肉

刺血疗法可直接刺激皮肤、血管上的感受器或神经,通过人体的神经 – 体液调节,影响中枢神经,从而对效应器官、靶器官产生影响。同时还可以通过神经 – 肌肉调节,有效调控神经冲动、肌电的放射,从而改善神经、肌肉的生理功能。所以刺血疗法对于神经肌肉型疾病,如小儿麻痹症、中风后遗症、脑外伤后遗症等,都有较好的治疗作用。

(四)提高机体免疫

刺血疗法施用于人体,对人体有类创伤的作用,通过一定的类创伤作用,激发人体的免疫系统,可以有效提高机体免疫;刺血疗法对胃肠运动和消化液的分泌有明显的调整作用,从而可以改善人体的消化吸收功能,使人体营养分布均匀;最终共同达到增强体质、提高人体内外防御功能、预防疾病的目的。

第三节　刺血疗法的工具

1. 毫针　刺血疗法操作时一般选用较粗的毫针,如 26 号 1 寸的毫针。

2. 三棱针　三棱针是刺血法的常用工具,古称"锋针"。三棱针多为不锈钢制成,长度约为 6～7cm,在形制上几乎没有发生太大改变,即针柄稍粗呈圆柱形便于持针,针身呈三棱状,尖端三面有刃,针尖锋利的针具。并有大、中、小三个型号可供临床选择。

3. 一次性采血针　一次性采血针为医学检验科用于采集血样的常用工具,因其形制轻小、操作方便、卫生安全、减少疼痛,故可作为三棱针的替代针具,广泛应用于刺血的操作中。采血针有多种,其中以不锈钢片式采血针为刺血中的常用针具。

4. 梅花针 梅花针又称皮肤针,为丛针浅刺法,是集合多支短针浅刺人体一定部位和穴位的一种针刺方法,是我国古代"半刺"、"浮刺"、"毛刺"等针法的发展。梅花针由针柄、针锤、针盘、针尖组成。针柄一般长 15~19cm,一端附有莲蓬状的针盘,针盘下面散嵌着不锈钢短针。根据所嵌不锈钢短针的数目不同,可分别称为梅花针(五支针)、七星针(七支针)、罗汉针(十八支针)等。选择梅花针时,针头宜呈小锤形,针尖不宜太锐,呈松针形,针柄要坚固具有弹性,全束针平齐,防止偏斜、钩曲、锈蚀和缺损。

5. 注射器针头 注射器针头为不锈钢制成,针尖要求研磨锋利。

6. 火罐 火罐为刺血操作过程中的常用辅助工具,主要起到温通患处、加速血液流出的作用;有竹罐(药罐)、陶瓷罐、玻璃罐等种类,其中以玻璃罐最为常用。玻璃罐的优点在于其质料透明,可以从外面看到吸着面皮肤的变化和出血量的多少,易于掌握拔罐后局部反应的程度和出血量,但质脆易碎,需轻拿轻放。

第四节 刺血前的准备

一、术者的准备

术者还要有一定的心理准备,因为刺血疗法在操作过程中,要放出一定量的鲜血,操作过程中还会出现各种情况,如脓汁、血块等。术者首先要消除对鲜血的恐惧,还要对各种紧急情况有较好的心理适应。术者在整个操作过程中,精神要高度集中,心态要沉着冷静,动作要轻柔熟练,对各种情况要积极应对。

二、患者的准备

在操作前患者要做好心理适应工作,清楚刺血疗法的整个操作流程、患者应当出现的正常感受以及异常情况,如有疑问可以询问术者。患者要平静自己的心情,在接受刺血疗法前可以做几次深呼吸,并仔细听取术者的意见与建议,充分相信术者,积极配合术者的治疗。

三、体位的选择

体位的正确选择,以便于术者的正确取穴、操作方便,患者舒适为基本原则。此外,体位的选择,要尽量保证患者不要直接目睹血液,以免发生晕血;还要尽可能保证血液沿一定的路线流出,这样术者可以提前做好准备,以免血液染污患者衣服、被褥。

仰卧位:患者头部放于枕上,两臂置于身体两侧,两腿自然伸直。适宜于取头、面、颈前、胸、腹部腧穴,和上、下肢部分腧穴。

侧卧位:患者躯干侧卧,右下肢伸直,左下肢屈曲放于检查床上。反之亦可。适宜于取头部的一侧、面颊、耳前后部位、身体侧面少阳经腧穴和上、下肢的部分腧穴。

俯卧位:患者俯卧,两臂屈曲放于头的两侧,两腿伸直;胸下,髋部及踝部各放一软枕,头偏向一侧。适宜于取后头、项、脊背、腰尻部腧穴,和下肢背侧及上肢部分腧穴。

站立位:患者自然站立,头部端正,目视前方,双手放于体侧或扶住固定物,两脚分开与肩同宽。取下肢需要大量放血的腧穴如委中或浅表络脉时使用,要注意对患者的保护,以防摔倒。

为提高患者舒适度、缓解患者紧张情绪,多以卧位为主。

四、针具的选择

根据病症选择适宜的放血工具,如毫针、梅花针、三棱针等针具;75% 酒精棉球,碘伏;消毒干棉球;一次性医用手套;消毒纱布;一次性纸杯;温开水。如果配合拔罐疗法,还需准备:大小适宜的玻璃罐;95%酒精棉球;火柴或打火机;镊子或止血钳。

选择适宜的针具,是保证刺血疗法疗效的重要基础,一般以病情的寒热虚实、出血量的多少、针具本身的适应证来作为选择针具的要点。

三棱针:三棱针为刺血疗法的主要工具,一般在需要较大出血量时选用,具有通经活络、开窍泄热、消肿止痛等作用。适用于需要刺络以治疗的实证、热证、瘀血、疼痛等。此外,某些急症和慢性病,也可使用。

一次性采血针:因其形制轻小,可以减少患者的恐惧与疼痛感,在需要中等出血量时选用,适用于需要刺络以治疗的实证、热证、瘀血、疼痛、寒热夹杂证等。

注射器针头:因其形制轻小,可以减少患者的恐惧与疼痛感,在需要出血量多时选用,适用于需要刺络以治疗的实证、热证、瘀血、疼痛。

梅花针:在需要较大面积的轻微渗血以治疗疾病时,多选用梅花针,适用于需要刺络以治疗的实证、热证、寒热夹杂证、虚证、寒证等多种证候。

火罐:如果需要增大抽吸力,加大出血量,增加温通功效,可以选择火罐作为辅助工具。

第五节　刺血疗法的操作方法

一、三棱针的刺法

(一)点刺法

针刺前,在预定针刺穴位(或部位)上下用左手拇指向针刺处推按,使血液积聚于针刺部位,继而用2%碘酒棉球消毒,再用75%酒精棉球脱碘,针刺时左手拇、食、中三指夹紧被刺部位,右手持三棱针,用拇、食两指捏住针柄,中指指腹紧靠针身下端,针尖露出3~5mm,对准已消毒的部位,刺入3~5mm深,随即将针迅速退出,轻轻挤压针孔周围,使之出血数滴,然后用消毒棉球按压针孔。此法有清热解毒的作用,多用于四肢末端放血,如十宣、气端、十二井穴、耳尖、太阳、印堂或扭伤局部压痛点等穴。

(二)散刺法

散刺法又叫豹纹刺,是对病变局部周围进行点刺的一种方法。根据病变部位大小的不同,可针 5 ~ 20 针,以三棱针,由病变外缘环形向中心点刺,针刺深浅根据局部肌肉厚薄、血管深浅而定,以促使瘀血或水肿的排除。此法有祛瘀生新、通经活络的效果,多用于局部瘀血、血肿或水肿、顽癣等。

(三)刺络法

先用带子或橡皮管,结扎在针刺穴位(或部位)上端(近心端),然后消毒,针刺时,左手拇指压在被针刺部位下端,右手持三棱针,对准针刺部位的静脉,刺入脉中立即将针退出,使其流出少量血液,出血停止后,再用消毒棉球按压针孔。在其出血时,也可轻轻按压静脉上端,以助瘀血外出,毒邪得泄。此法有清热解毒、祛瘀生新的功能,多用于曲泽、委中等穴,治疗急性吐泻、房颤、血栓闭塞性脉管炎、中暑发热、食物或其他中毒等。

(四)挑刺法

用左手按压施术部位两侧,或夹起皮肤,使皮肤固定,右手持三棱针,迅速刺入皮肤 1 ~ 2mm,随即将针身倾斜挑破皮肤,使之出少量血或少量黏液。也有再刺入 5mm 左右深,将针身倾斜并使针尖轻轻提起,挑断皮下部分纤维组织,然后出针,覆盖敷料。此法常用于治疗头痛、肩周炎、失眠、胃脘痛、颈椎综合征、支气管哮喘等。

点刺法、挑刺法可以每天治疗 1 次,散刺法可以 2 ~ 4 天 1 次,刺络法可以 3 ~ 5 天 1 次,刺血量大者可以 3 ~ 5 天 1 次。注意无菌操作,预防感染。

二、一次性采血针的刺法

与三棱针刺法基本相同,要注意的是点刺血管时穿透一层血管壁即可,不可穿透整个血管。

三、毫针的操作

毫针用于放血疗法时,左手固定穴位或血络,右手持针,快速刺进皮肤内;如果没有立即出血,可以再次在穴位附近刺入 1 次,并配以挤捏刺血部位。

四、梅花针的刺法

(一)叩刺方法

压击法:即拇指和中指、无名指握住针柄,针柄末端靠在手掌后部,食指压在针柄上。压击时手腕活动,食指加压,刺激的强度在于食指的压力,适合于硬柄针。

敲击法:即拇指和食指捏住针柄的末端,上下颤动针头,利用针柄的弹性敲击皮肤,刺激的轻重应根据针头的重量和针柄的弹力,靠颤动的力量来掌握,适合于弹性针柄。

每叩刺一针之间的距离约在 0.3 ~ 1.0cm,要灵巧地运用手腕部弹力,使针尖叩击到皮肤后迅速弹起,急刺速离,要有弹性,弹跳着连续有节律地叩刺,要做到平稳、准确和灵活,叩刺速度要均匀,用力和缓。针尖起落要垂直于皮肤,即将针垂直地刺下,垂直地提起,如此反复操作。防止针尖斜着刺入和向后拖拉着起针,这样会增加病人的疼痛。

一般可分循经叩刺、穴位叩刺、局部叩刺三种。

循经叩刺:是指循着经脉进行叩刺的方法,常用于项、背、腰、骶部的督脉和足太阳膀胱经。督脉为阳脉之海,能调节一身之阳气;五脏六腑之背俞穴,皆分布于膀胱经,故其治疗范围广泛;其次是四肢肘膝以下经脉,因其分布着各经原穴、络穴、郄穴等,可治疗各相应脏腑经络的疾病。

穴位叩刺:是指在穴位上进行叩刺的方法,临床常用的是各种特定穴、华佗夹脊穴、阿是穴等。

局部叩刺:是指在患部进行叩刺的方法,如扭伤后局部的瘀肿疼痛及带状疱疹、神经性皮炎、斑秃等,可在局部进行围刺或散刺。

(二)刺激强度

根据患者体质、病情、年龄、叩打部位的不同,有轻、中、强三种强度。轻刺:用力稍小,皮肤仅现潮红、充血为度;适用于头面部、老人、妇女、儿童患者,以及病属虚证、久病者。重刺:用力较大,以皮肤有明显潮红,并有微出血为度;适用于压痛点、背部、臀部、年轻、体壮患者,以及病属实证、新病者。中刺:介于轻刺与重刺之间,以局部有较明显潮红,但不出血为度。

(三)疗程

一般 3~5 日叩刺 1 次,治疗 5 次为 1 个疗程,如系慢性、顽固性疾病,可持续多治疗几个疗程,疗程之间可间隔 7 日。梅花针常和拔罐疗法结合,可以加大出血量,叩刺皮肤出血的面积,要等于或略大于火罐口径。出血量须适当,每次总量成人以不超过 10ml 为宜。

五、注射器针头的刺法

注射器针头比较锋利,右手要握牢针柄,掌握好点刺的深度和角度,如果是点刺血络,针尖穿破血管壁即可,不可穿透整个血管,否则易引起局部瘀血。

六、耳针放血的操作

三棱针:先按摩双耳数分钟,寻找、探测耳穴敏感点,然后用碘酒消毒,再用 75% 酒精棉球脱碘,左手固定耳郭,右手持三棱针或采血针等器具,对准耳穴或血络,迅速刺入约 2mm 深,不可穿透耳郭,放穴 5~15 滴血。

梅花针:先按摩双耳数分钟,寻找、探测耳穴敏感点,用碘酒消毒,再用 75% 酒精棉球脱碘,左手固定耳郭,右手持梅花针,快速雀啄样叩刺耳郭穴位,也可以叩刺耳部充盈的血络,刺激强度由轻到重。叩打后,耳郭充血发热,并有血液渗出。

操作频率及疗程:隔日 1 次,急性病可一日 2 次,6 次为 1 个疗程。

注意事项:放血一般以血变为度,以消毒干棉球压针眼,待出血停止,再以碘酒消毒;操作时,术者要注意自我保护,以免沾染患者血液或刺到术者自己;耳郭严格消毒,避免感染,因感染可引起耳郭萎缩,影响美容和听力。

七、耳穴综合疗法的操作

耳穴综合疗法是一种以中医理论为基础,结合现代医学理论,并在临床实践中日益完善和发展的综合疗法。本疗法由耳背放血、自血穴位注射、耳穴点刺组成,故其治疗作用也是三者相互作用后的综合效应。吾师单秋华教授数十年致力于此疗法的研究,逐渐对其进行完善和发展,积累了丰富的临床经验,被列为国家中医药管理局 50 项中医临床诊疗技术规范化研究项目。现将单秋华教授耳穴综合疗法的规范操作总结如下。

场所:经紫外线消毒符合消毒规定要求的门诊治疗室。

器械及药品准备:一次性皮内针注射器(1ml),一次性注射器(10ml),0.5×38RWLB 一次性注射针头,无菌手术包,一次性 11 号尖头手术刀,利多卡因注射液,肝素,注射用水,消毒用品,创可贴等。

用 1ml 一次性皮内针注射器抽取利多卡因注射液;用 10ml 一次性注射器抽取 0.5ml 肝素,加注射用水稀释至 5ml,排出 3ml 留 2ml 备用。

操作步骤:

耳背放血:先在耳背处按摩 3~5 分钟左右使耳背充血明显,给患者戴一次性无菌帽并固定耳边周围头发,坐在治疗桌前,双手叠放在放有消毒巾的软枕上,额头放在手背上,头稍微偏向一侧。医者用左手拇指、食指和中指三指固定耳郭,在耳背上 1/3 区以右手食指指腹轻触及细小动脉搏动处(亦可选取充盈明显的静脉),用指甲在所选部位切掐一"＋"字形纹或做一切迹,然后局部用碘酒、酒精常规消毒后,医者戴无菌手套,左手执无菌纱布,用拇指、食指和中指固定耳郭,右手持装有利多卡因注射液 1ml 皮内注射器在"＋"字形纹或切迹处做一小皮丘,然后右手持尖头手术刀,用刀尖着力点压,出血后迅速用装有肝素抗凝剂的注射器将血液完全吸入,并轻微摇匀防止凝血。一般一侧耳背可放血 1～3ml 不等,如果出血量不足,可在点压原处用手术刀尖轻微划割,刀口长度不超过 0.2cm,深度不超过 0.2cm,最后用创可贴覆盖,1 天后揭去。另一侧耳背放血重复上述操作。

自血穴位注射:选取双侧风池、阳陵泉,注射局部常规消毒后,按穴位注射操作规程,将注射器内的自体血注入风池穴每穴 1～1.5ml,阳陵泉每穴 2ml 左右。

耳穴点刺:在选准的耳穴颞、枕、胰胆、神门、交感、皮质下、内分泌,局部常规消毒后,用手术刀尖或一次性采血针轻轻点刺,使之轻微点状出血。

疗程:连续治疗 3 次为 1 个疗程,每次治疗间隔 7～10 天。

注意事项:此法操作专业性强,应该在正规诊室由医生操作;操作前要对患者做好心理安慰工作,详细将操作步骤告知患者;此法所用器具要进行严格消毒;操作前可让患者戴好头套,以免操作过程中头发掉落,污染已消毒的操作区;操作结束后嘱患者当晚不要洗头或洗澡,并注意耳部卫生,以防感染。

八、火罐的操作

(一)闪火法

用镊子夹住棉花,蘸上 95% 乙醇溶液点燃,在罐内中段快速绕 1～2 圈,迅速退出,然后将罐罩在施术部位上。此法比较安全。

(二)刺血拔罐法

将施术部位常规消毒后,用三棱针或粗毫针、梅花针、一次

14

性采血针等刺破出血,或叩打出血后,再拔上火罐,可加大出血量,加强刺血法的效果。

(三)起罐法

留罐一般 3～5 分钟,起罐时手法要轻缓、柔和,以一手拿住火罐,一手抵住罐边皮肤,按压一下,使空气进入火罐,罐子即能脱下,不可硬拉或旋转拿下火罐。

第六节　出血量的选择

一、选择依据

在刺络疗法中,出血量的多少,直接关系到治疗效果的好坏,不管选用何种出血量,都应从少量开始,逐渐递增,防止危险发生。原则上可根据以下几个方面而定。

(一)体质

体质强弱不同,放血量应当有别。一般情况下,寒热实证、体质强壮、气血旺盛、代谢迅速之人,出血量宜大;虚证且体弱者,如老年人、妇女、儿童,大量出血易伤正,出血量宜少;此外,对经络反应敏感的患者,少量放血就能起到很好的效果,对经络反应迟钝的患者,出血量须达到一定程度,才有疗效。

(二)部位

刺血部位的不同与出血量关系密切。当选择与病情相应的穴位或络脉针刺放血时,可选用较少的出血量;如刺血络及动脉处时,出血量可较大;刺头面、四肢末梢部位、对刺激的敏感性较强的穴位,如十宣、十二井、耳尖等,出血量可少;刺四肢部、对刺激的敏感性较差的穴位,如委中、曲泽等穴,出血量相对可多。

(三)病情

刺血疗法对于阳证、实证、热证、寒证、瘀血证、经络瘀滞证、新症、疼痛症等病程短、病情轻、病邪浅的疾病,放血量宜少,且疗效迅速,出血不必很多就有良好的功效;对于阴证、虚证等病程较长、病情较重、病邪深留的疾病,放血量可稍多,一般以放血后患者症状、痛苦减轻或消失为度,若大量放血症状还未改善,应慎重处理,防止危险发生。

二、出血量类型

在具体操作时,刺络出血量一般分为四种不同类型:

(一)微量

出血量在 1 滴左右,包括局部充血、渗血以及《黄帝内经》中所载"出血如大豆"、"见血而止"及"微出血"等情况。微量出血主要用于较大面积浅表疾患如神经性皮炎、下肢慢性溃疡、银屑病、白癜风、末梢神经炎、顽癣以及慢性软组织劳损、头痛、不寐等,一般常用梅花针、毫针散刺。

(二)少量

出血量一般在 10 滴左右(大约 0.5ml)。少量出血主要用于头面以及四肢指(趾)部穴位的一些急性、热性病如感冒、急性结膜炎、急性咽炎、急性扁桃体炎、疟疾等,一般常用三棱针、一次性采血针、毫针速刺。

(三)中等量

中等量出血是指放血量在 10ml 左右。主要用于一些外科感染性疾患以及部分急症如疔、疖、痈疽、乳腺炎和急性软组织扭伤、中暑、各种痛证、精神系统疾病等,一般在四肢部用三棱针、一次性采血针、毫针点刺。

(四)大量

出血量超过 15ml,达几十或者上百毫升,甚至更多者。这种方法多用于一些慢性全身性疾病和部分急证、实证,如中风后遗症、脑震荡后遗症、真性红细胞增多症、癫狂等,一般用三棱针、一次性采血针、毫针缓刺加火罐拔罐等。

第七节　出血情况的分析

一、出血速度

出血的速度与所刺络脉有关,如果刺中动脉,一般会出现喷射状;如果刺中静脉,血液会缓慢流出或渗出。除此以外,出血速度还与病症的寒热虚实属性有关。

(一)出血急速

多主实证、热证等阳性疾病。机体在实证、热证等阳性疾病的情况下,经络脏腑气血充盛,正邪交争激烈,气血运行急速,故在刺血中,会出现血流急速,甚或喷射的情况,如急性结膜炎、急性咽炎、急性扁桃体炎、急性腰扭伤等。这预示着邪气随血而祛除,病情一般都会好转。

(二)出血缓慢

多主虚证、寒证、瘀证等阴性疾病。机体在虚证、寒证、瘀证等阴性疾病的情况下,经络脏腑气血因病邪所困,处于一种相互抑制的状态下,正邪交争局限,故刺络后,血液一般缓缓流出。如寒湿下注造成的关节疼痛、跌打劳损造成的软组织损伤。

(三)轻微渗出

多主虚证、寒证、瘀证、闭证等阴性疾病。机体在虚证、寒证、瘀证、闭证等阴性疾病的情况下,经络脏腑气血虚衰,血络空虚,气血运行无力,故而出现刺络后只是少量渗血。一般多为久病、年老体弱等正气亏乏的情况;此外,寒凝血脉、瘀阻不通、经脉闭塞等多种病情,也可造成此类情况的发生。

二、出血颜色

正常血液的颜色有动脉血和静脉血之分。动脉血因含有较多的氧气而呈鲜红色,因此在动脉末梢部位,如耳垂或指尖部刺络时,血色为红色或鲜红色;静脉血因含有较多的二氧化碳和其他代谢产物而显得颜色黯淡。如果血色出现异常,可以作为判断某种病症的依据。

(一)淡红

主寒证、虚证、湿证等。血色淡红,一般提示机体处于消极状态,如感受寒邪、湿邪或久病、体虚,脏腑气血匮乏,经络气血亏虚,如风寒感冒、风湿痛、虚劳等。

(二)深红

主热证、实证等。血色深红,可提示机体处于积极状态,一般多为热证、实证等阳性疾患,机体气血因热、实而亢盛,如高热、急性炎症等。

紫红:主热证、实证等。血色紫红,为邪热深入血分,三焦气血壅盛,机体处于高度亢奋状态,极易出现热扰心神等症状,甚则出现角弓反张,两目上视,牙关紧闭。此时如果积极采用刺血疗法,将热毒、血毒泻出,病情便会很快得到缓解。

(三)青紫

主寒证、瘀证等。血色青紫,多为气血因寒而凝,瘀塞经络,极易造成寒性疼痛;或因跌打损伤,造成局部经络气血瘀滞,不通则痛。

(四)紫黑

主寒证、瘀证等。血色紫黑,多为瘀血内停日久,已变为死瘀败血,一般多为疾病缠绵难愈的病根。此等死瘀败血不仅阻塞经络,使经络气血运行不畅,还会妨碍新血的产生,故中医学有"瘀血不去、新血不生"的观点。

三、出血质地

通过对所放血液质地的观察,也可初步判断患者所患疾病的性质,如血液的浓稠度、清晰度、有无夹杂物等。

(一)透明如水

主水饮溢表、疳积等。如果放出物没有血色,透明如水,一般多为水饮之邪,泛滥于肌表,多见于各种原因导致的水肿;如果放出物为黄色黏液,则主疳积。

(二)血色清淡

主虚证、寒证、水湿等。如果因外感寒邪、水湿之邪等,造成邪入经络,导致血液性状发生改变,会出现过于清淡;此外,如久病、年老之人,经络气血不足、津乏精亏,也会出现血色清淡的改变。

(三)血液浓稠

主阴虚证、热证、瘀证等。机体在阴虚的情况下,血液中津液不足,血液质地则会出现浓稠样改变;如果机体因久患热证,煎熬津液,也会造成体内津液不足的情况;此外,在瘀血停留处,血液内停,日久化燥,故使血液浓稠。

(四)夹杂血块

主瘀证。如果放出物夹杂血块或如棉絮样血丝,多为瘀血为患。造成瘀血的原因有很多,一是因气虚、气滞、血寒、血热等原因,使血行不畅而凝滞;二是由于内外伤、气虚失摄或血热妄行等原因造成血离经脉,积存于体内而成。

(五)夹杂脓汁

主热邪炽盛。排出物若夹杂脓汁,则反映机体处于热邪炽盛的状态,其形成原因不外内外之因。如果机体感受外邪,导致气血运行失常,郁积某处,进一步阻塞气血,导致气血郁而化热,热邪则会腐肉为脓;如果患者过食辛辣厚味,以致湿浊不化、湿热内生,或因肺、脾、肾亏损,元气虚弱,气伤湿聚生热,也会造成脓液的产生。

第八节　异常反应及处理方法

一、晕针

晕针是患者在接受三棱针、一次性采血针、毫针等针具刺血的过程中发生的晕厥现象,这是可以避免的,术者应该注意防止。

原因:患者体质虚弱,精神紧张,或疲劳、饥饿、大汗、大泻、大出血之后,或体位不当,或医者刺血手法过重。

症状:患者突然出现精神疲倦、头晕目眩,面色㿠白,恶心欲吐,多汗、心慌、四肢发冷,血压下降,脉象沉细,或神志昏迷,仆倒在地,唇甲青紫,二便失禁,脉微细欲绝。

二、晕血

晕血,又称"血液恐怖症",是指患者由于见到血液而产生的晕厥现象。

症状:主要表现为头晕,恶心,目眩,心悸,继而面色㿠白,出冷汗,四肢厥冷,血压降低,脉搏细弱,甚至突然意识丧失。

处理:立即停止刺血的操作。使患者平卧,可呈头低脚高位,注意保暖,轻者仰卧片刻,给饮温开水或糖水后,即可恢复正常。重者在上述处理基础上,可刺人中、素髎、内关、足三里,灸百会、关元、气海等穴,即可恢复。若仍不省人事,呼吸细微,脉细弱者,可考虑配合其他治疗或采用急救措施。

预防:对于晕针、晕血应注重于预防。如患者初次接受刺血疗法时,或精神过度紧张,身体虚弱者,应先做好解释,消除对刺血疗法的顾虑,同时选择舒适持久的体位,最好采用卧位。选穴宜少,手法要轻。避免患者直视整个放血过程或血液。若饥饿、疲劳、大渴时,应令进食、休息、饮水后再予实施刺血疗法。医者在操作治疗过程中,要精神专一,随时注意观察病人的神色,询问病人的感觉。一旦有不适等晕针、晕血先兆,可及早采取处理措施,防患于未然。

三、皮下瘀血

皮下瘀血,为患者在接受刺血后,血液没有充分流出,或经血管壁渗入皮下造成。

症状:瘀血皮肤呈青紫色,皮下瘀血处附近表面除有微微隆起和疼痛外,一般无大问题。

处理:如果仅出现皮下血肿,血液没有散开,可用手指垫以消毒干棉球,轻轻按压血肿数分钟,血肿即可减轻或消散;若血液散开渗于皮下,在接受刺血疗法4~5小时后可予以热敷,促进瘀血的吸收;或涂以云南白药、红花油等外用药。

预防:在实施刺血过程中,术者应仔细观察放血点的变化,如果出现局部血肿,可加刺几针,或加用火罐,增大吸拔力,促进血液放出;此外,在刺络时,要把握好刺络的深度,不要刺入太深,以免将血管下壁刺破,导致血液由血管下壁渗入皮下,形成瘀血。

四、误刺动脉、静脉

误刺动脉、静脉,是指在刺血疗法操作过程中,误将皮下动脉、静脉刺破,造成大量出血的情况。

症状:动脉出血时,血色鲜红,有搏动,量多,速度快,危险性大;静脉出血,血色黯红,缓慢流出。

处理:如果为动脉出血,轻微情况下可采用指压止血法,用手指压迫血管近心端止血;当上述止血法不能止血时,可用橡皮止血带、布制止血带置于出血部位上方(近心端),将伤肢扎紧,把动脉血管压瘪而达到止血目的。如果为静脉出血,轻微情况下也可采用指压止血法,用手指压迫血管远心端止血;如仍不能止血,可直接用干净柔软的敷料或手巾压住伤口并扎紧即可止血。

五、感染

感染是指患者接受刺血疗法后,创面因细菌、病毒、真菌等病原体侵入,而引起的局部组织和全身性炎症反应。

症状:放血创面局部出现红、肿、热、痛等不适感;进一步发展则会引起局部化脓;甚则出现头痛、发热、恶寒、神疲乏力等全身症状。

处理:如果感染只限于创面局部,可用双氧水清洗创面局部,再涂以碘伏等,或用清热解毒中药熏洗,并敷以创可贴或消毒敷料,注意创面清洁,避免再次感染或加深感染;如果出现全身症状,最好到医院就医,由医生做相应处理。

预防:在刺血前,要对刺络工具、患者皮肤做严格消毒,同时术者双手也要做好消毒工作,或加戴一次性医用手套;刺络结束后,要对创面做好保护处理,如用75%酒精棉球擦拭、敷盖消毒纱布或医用辅料;此外,还要做好患者的交代工作,嘱咐患者近两三日内不要洗澡,平时还要注意创面的清洁,不要沾染生水等不干净的物品。

第九节 术后处理和治疗频率

一、术后处理

在进行完刺血疗法后,需要做好相应的术后处理工作,以确保刺血疗法的疗效与患者的安全。

(一)止血

在放血结束后,应做好止血工作,一般可采用消毒干棉球按压放血点片刻即可,若出血依然不止,可用消毒纱布或其他敷料加压止血。

(二)清理

在刺血疗法操作过程中,患者放血点皮肤处会残留血迹,可用消毒干棉球擦拭干净,再用75%酒精棉球予以局部消毒;如果血迹已干,可先用75%酒精棉球清润,轻轻擦去,再用消毒干棉球擦拭。操作结束后,如有必要可在放血点处盖以消毒纱布或其他敷料,以防感染。

(三)交代

操作结束后,要询问患者有无不适感,如果出现轻微不适,可做相应处理,如平躺休息片刻或给予温开水。还要交代患者在治疗结束后三日内注意放血点处的卫生保护工作,避免生水或其他污染物染污放血点,以免发生感染。此外,还应交代好患者复诊时间,保证治疗的连贯性,以确保刺血疗法的治疗效果。

(四)调护

患者在接受完刺血疗法后,要注意放血点处的卫生保护工作,以防感染;同时在饮食上忌食辛辣、油腻、生冷等食物;还应注意适当休息。如果在家期间,出现不适感或其他问题时,可及时联系治疗医生。

(五)检查

患者在接受刺血疗法治疗疾病期间,应经常进行血常规、出凝血时间等项目检测,防止贫血或凝血时间延长等疾病的发生。

二、治疗频率

刺血疗法的治疗频率,应根据患者病情与体质而定,同时,本法为放血性的类创伤疗法,患者需要有一定的恢复调养期。一般来说,两次治疗的时间间隔一般为 3~5 天;对于虚证病人,两次放血治疗的时间间隔还要加长,多为 1~2 周或更长;对于体质强壮病人或急性病症,两次放血治疗的时间间隔可以缩短,多为 1~2 天 1 次或一天 1~2 次不定。

对于一般病症,接受刺血疗法 1~3 次即可缓解或治愈,但对于某些疾病,如糖尿病、癫痫等慢性病,治疗次数可达十多次以上。在治疗期间,术者应根据患者体质、不同阶段的病情,予以选择适当的治疗频率,以确保患者安全与疗效。

第十节　注意事项

(一)做好解释

刺血疗法不同于一般治疗手法,其略有创伤性和轻微疼痛,在操作之前,要对患者做好必要的解释工作,以消除思想顾虑。

(二)严格消毒

术者必须树立严格的无菌观念,实施刺血疗法的每一步,都要注意做好消毒卫生工作,防止事后患者感染。传染病如艾滋病、乙型肝炎、梅毒等如确需应用时,必须制定防止交叉感染措施,严格消毒,使用一次性针具等。

(三)认真检查

术者对所用放血针具应做好检查工作,注意针尖有无毛钩,针面是否平齐。

(四)手法合适

在刺血疗法操作过程中,手法要做到轻、稳、准、快,不可用力过猛,防止刺入过深,创伤过大,损害其他组织。不可在同一部位连续针刺,以免形成硬结。

(五)深度适宜

术者应把握好放血点周围及深部的解剖结构,注意动脉、静脉、神经的走行,切勿刺入太深将其伤及。针刺不可过浅或过深,过浅则出血量过少影响疗效,过深则易导致刺偏,刺穿或损伤过度。

(六)术后提示

操作结束后,术者需对患者做好医疗安全提示,如治疗频率、下次治疗时间、患者自我防护与调养等事宜。

(七)止血准备

放血量一般不宜过多,以血变为止;刺血拔罐疗法以刺络为主,一般不宜刺伤深部动脉。凡血液功能异常特别是出凝血功能异常者,如果确需使用,必须做好充足的止血准备,如止血药物、绷带等。

(八)禁忌证

凝血机制障碍、有自发出血倾向者,体质虚弱、贫血及低血压者,妇女怀孕、产后及习惯性流产者,外伤大出血及血管瘤患者,严重心、肝、肾功能损害者,患有严重传染性疾病者,动脉与深层大静脉,禁刺;不明原因的肿块,禁刺;邻近部位有重要脏器处,禁深刺;患者在大醉、大怒、大劳、新饱、大饥、大渴、大惊时,禁刺。

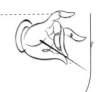

第二章
常用刺血点及穴位

　　根据患者的病情需要来选择相应的放血点或穴位,这一过程充分体现了中医学的整体观念与辨证论治特色,是保证刺血疗法疗效高低的关键。下面简要介绍体表血络、病患局部和穴位三种选择方法。

第一节　体　表　血　络

　　观察体表血络,要从色泽、形态等几方面考虑。体表血络因位于体表表浅之处,所以极易受外界环境的影响,随四时季节变化而改变,特别是受温度的影响。正常的体表血络色泽,在夏天、气温高时应略显红润,冬季、气温低时应略显青紫;在形态上分布舒缓,没有迂曲怒张,或干瘪塌陷。如果机体出现病患,便会表现在相应的血络上,治疗时可以直接针刺相应血络进行放血。刺血时特别注意观察穴位、经络附近的血络,如果穴位、经络附近有明显的血络,以刺穴位、经络附近的血络为主。

1. 色泽异常

青色多主寒证、瘀血证。

赤色多主热证。

黑色主证与青色相同,但较青色为重,又主久痹证。

白色主气血虚弱证、失血证。

青、赤、黑相兼或五色相兼,主寒热往来之少阳证。

2. 形态异常

充盈扩张：血络充盈、色泽鲜明、高出皮肤，甚或怒张，多主实证、热证。

顺经延长：血络延长、顺经而走，多主实证、热证、郁证。

如网放射状：血络清晰可见，犹如蛛网呈放射状，多主痛证、热证、瘀血证。

变形扭曲：血络扭曲如绳，现于局部，多主郁证、瘀血证。

塌陷内凹：血络塌陷、苍白内凹、皮肤松弛，多主气虚证、失血证。

局部壅滞：血络如团、壅滞局部，多主瘀血证、寒证、外伤。

结络：血络凝滞、结节样变，主瘀血证、痹证、急症。

3. 耳穴血络

耳穴血络扩张：如果呈现扇状扩张，多见于消化道溃疡、腰腿痛；如果呈现段状扩张，多见于关节痛、支气管扩张；如果颜色鲜红，多见于急性病、痛证；如果颜色紫黯，多见于疾病恢复期。

耳穴血络扭曲：如果呈现海星样，多见于消化道溃疡；如果呈现球状、弧状，多见于风湿性心脏病；如果呈现蝌蚪状、鼓槌状，多见于心脏病；如果呈现梅花状，多见于肿瘤。

耳穴血络如网：多见于急性炎症，如咽喉炎、扁桃体炎、乳腺炎等。

耳穴血络中断：血络主干充盈扩张，呈现中间条状中断，多见于心肌梗死。

第二节　病　患　局　部

对于病变部位比较明确、比较局限的病症以及某些器质性病变，多采用直接在病患局部刺血的方法，如扭伤、转筋、筋痛、痹证等，以疏通局部经络、消除局部气血壅滞。此外，如疮痈、带状疱疹、斑秃、神经性皮炎等，也可采用直接在病患局部或其周围进行刺血的方法。

第三节 穴 位

一、头面颈项部

1. 百会（Bǎihuì，DU20）

【归属】督脉。

【定位取法】后发际正中直上 7 寸；或当头部正中线与两耳尖连线的交点处。

【功能主治】醒脑开窍、息风止痉、止痛定惊、补脑安神、益气固脱、升提中气。小儿惊风，中风，痴呆，癫狂痫，癔病，瘰疬；头痛，眩晕，耳鸣，脑鸣；惊悸，心悸，怔忡，失眠，健忘；脱肛，子宫脱垂，腹泻，遗尿，尿频，尿失禁。

【操作方法】平刺 0.5 ~ 0.8 寸，或点刺出血 3 ~ 6 滴；升阳举陷可用灸法。

2. 印堂（Yìntáng，DU29）

【归属】督脉。

【定位取法】在额部，当两眉头的中间。

【功能主治】清热止痛、息风止痉、安神定惊，可降眼压、降血压。头痛，眩晕，鼻出血，鼻炎；小儿惊风，失眠，健忘，心悸，抽搐；急性腰扭伤，落枕。

【操作方法】提捏局部皮肤，平刺 0.3 ~ 0.5 寸，或用三棱针点刺出血；可灸。治疗急性腰扭伤，扭伤疼痛部位在正中时，向鼻骨方向平刺 0.3 ~ 0.4 寸；扭伤疼痛部位在左侧时，从印堂向右侧攒竹平刺；扭伤疼痛部位在右侧时，从印堂向左侧攒竹平刺，均留针 30 分钟；拔罐。

3. 头维（Tóuwéi，ST8）

【归属】足阳明胃经。

【定位取法】当额角发际上 0.5 寸，头正中线旁 4.5 寸。

【功能主治】疏经、通络、止痛。头痛；目眩，目痛，目闭不全。

【操作方法】平刺 0.5~1 寸,或点刺出血 3~6 滴。

4. 丝竹空(Sīzhúkōng,SJ23)

【归属】手少阳三焦经。

【定位取法】眉梢的凹陷处。

【功能主治】清热明目、止痉止痛。头痛,眩晕,目赤肿痛,眼睑瞤动。

【操作方法】平刺 0.3~0.5 寸,或点刺出血 3~6 滴。

5. 太阳(Tàiyáng,EX-HN5)

【归属】经外奇穴。

【定位取法】在颞部,当眉梢与目外眦之间,向后约一横指的凹陷处。

【功能主治】清热解毒、明目止眩、止痉定惊、降眼压。头痛,眩晕,小儿惊风;上牙痛,近视,目疾;面瘫。

【操作方法】直刺或斜刺 0.3~0.5 寸,可透刺下关;点刺出血;可灸;拔罐。

6. 瞳子髎(Tóngzǐliáo,GB1)

【归属】足少阳胆经。

【定位取法】目外眦外侧,眶骨外缘凹陷中。

【功能主治】清热解毒、明目止痛、降眼压。头痛;目赤肿痛,羞明流泪,内障,目翳,视物昏花,近视,斜睛,面瘫目闭不全,眼睑下垂,眼肌痉挛。

【操作方法】向目外斜刺 0.5 寸,或点刺放血 3~6 滴。

7. 大迎(Dàyíng,ST5)

【归属】足阳明胃经。

【定位取法】在下颌角前下方约 1.3 寸,咬肌附着部前缘。当闭口鼓气时,下颌角前下方出现一沟形的凹陷中取穴。

【功能主治】疏经、通络、止痛。口角歪斜,齿痛,颊肿。

【操作方法】避开动脉,斜刺或平刺 0.3~0.5 寸,或点刺出血 3~6 滴。

8. 颊车(Jiáchē,ST6)

【归属】足阳明胃经。

【定位取法】在下颌角前上方约一横指,按之凹陷处,当咀嚼时咬肌隆起最高点处。

【功能主治】疏经、通络、止痛。齿痛,颊肿,开口不利;口角歪斜。

【操作方法】直刺或平刺 0.3 ~ 0.5 寸,或点刺出血 3 ~ 6 滴;可透刺地仓;可温和灸。

9. 下关(Xiàguān,ST7)

【归属】足阳明胃经。

【定位取法】在耳屏前,下颌骨髁状突前方,当颧弓与下颌切迹所形成的凹陷中。合口有孔,张口即闭,宜闭口取穴。

【功能主治】疏经、通络、止痛。牙关不利,齿痛,颊肿;三叉神经痛,面瘫;耳聋,耳鸣,中耳炎。

【操作方法】直刺 0.5 ~ 1 寸,或点刺出血 3 ~ 6 滴。留针时不可做张口动作,以免折针;拔罐。

10. 迎香(Yíngxiāng,LI20)

【归属】足阳明胃经。

【定位取法】在鼻翼外缘中点,当鼻唇沟中。

【功能主治】通窍止痛。鼻塞,鼻出血,不闻香臭,嗅觉减退;口歪;胆道蛔虫症,胆绞痛。

【操作方法】略向内上方斜刺或平刺 0.3 ~ 0.5 寸,或点刺出血 3 ~ 6 滴。胆道蛔虫症、胆绞痛时针刺四白透刺迎香。

11. 水沟(Shuǐgōu,DU26)(人中 Rénzhōng)

【归属】督脉。

【定位取法】在人中沟的上 1/3 与下 2/3 交界处。

【功能主治】昏迷,晕厥,中风,中暑,癔病,癫狂痫,急慢惊风;鼻塞,鼻出血,面肿,口歪,齿痛,牙关紧闭;闪挫腰痛。

【操作方法】向上斜刺 0.3 ~ 0.5 寸,或点刺出血 3 ~ 6 滴;或指甲掐按。为急救要穴之一。

12. 龈交（Yínjiāo，DU28）

【归属】督脉。

【定位取法】上唇系带与齿龈连接处。

【功能主治】口歪，口噤，口臭，齿衄，齿痛；鼻出血，面赤颊肿；癫狂，失眠，郁证；乳腺炎，乳汁少；项强；痔疮。

【操作方法】向上斜刺 0.2～0.3 寸；或点刺出血。郁证、痔疮时龈交处可见白色或红色的结节，可以点刺。

13. 翳风（Yìfēng，SJ17）

【归属】手少阳三焦经。

【定位取法】乳突前下方与耳垂之间的凹陷中。

【功能主治】通窍聪耳、祛风泄热、镇痛止痉。耳鸣，耳聋；口歪，牙关紧闭，颊肿，偏头痛；痄腮。

【操作方法】直刺 0.1～0.2 寸，或点刺出血 3～6 滴；可灸。

14. 大椎（Dàzhuī，DU14）

【归属】督脉。

【定位取法】后正中线上，第 7 颈椎棘突下凹陷中。

【功能主治】疏风散寒、清热泄热、清心定神、肃肺调气、振奋阳气。热病，高热不退，中暑，疟疾；恶寒发热，咳嗽，气喘，骨蒸潮热，胸痛；癫、狂、痫证，小儿惊风；项强，脊痛；风疹，痤疮。

【操作方法】向上斜刺 0.5～1 寸。热病点刺出血 3～8 滴；点刺放血加拔罐；按揉法、点按法；灸法。

15. 耳尖（ěrjiān，EX-HN6）

【归属】经外奇穴。

【定位取法】在耳区，在外耳轮的最高点。折耳向前时，耳郭上方的尖端处。

【功能主治】清热祛风，解痉止痛；疏肝利胆，平肝潜阳；清利头目、化浊开窍。发热；目赤肿痛，急性结膜炎，角膜炎；偏正头痛；高血压；眩晕；荨麻疹，带状疱疹；中耳炎；失眠。

【操作方法】点刺 0.3～0.5 寸，或用三棱针点刺出血。可灸。

16. 神门（耳穴）（Shénmén）

【归属】经外奇穴。

【定位取法】在三角窝后 1/3 的上部，即将三角窝由耳轮内缘至对耳轮上、下脚分叉处分为前、中、后 3 等份，再将后 1/3 分为上下 2 等份，其中，上 1/2 为神门区。或在三角窝后 1/3 的上部，即三角窝 4 区。

【功能主治】醒脑开窍、镇静安神、清热解毒、祛风止痒、镇痛止痉。癫痫，失眠，多梦，抑郁，癔病，各种原因引起的痛证、炎症、咳嗽，哮喘，眩晕，高血压，过敏性疾病，戒断综合征，中风，晕厥，高热，惊风，阳痿，遗精，阳缩。

【操作方法】毫针针刺 0.1～0.2 寸；或点刺出血 3～5 滴。王不留行压丸法。

二、上肢部

1. 尺泽（Chǐzé，LU5）**合穴**

【归属】手太阴肺经。

【定位取法】屈肘时，在肘横纹中，肱二头肌腱桡侧凹陷处。

【功能主治】清热解表、泄热化痰、止咳降逆平喘、解毒。表证发热，恶寒，咽喉肿痛，咳嗽，气喘，咳血，痰多；急性吐泻（食物中毒、急性胃肠炎）；心悸、心律不齐，房颤；中暑，高热；小儿惊风；肘臂挛痛。

【操作方法】直刺 0.8～1.2 寸；点刺放血加拔罐，用于治疗急性咽喉肿痛及急性吐泻、中暑、高热、小儿惊风、房颤。

2. 列缺（Lièquē，LU7）**络穴；八脉交会穴**（通于任脉）

【归属】手太阴肺经。

【定位取法】桡骨茎突上方，腕横纹上 1.5 寸，当肱桡肌与拇长展肌腱之间。简便取穴法：两手虎口自然平直交叉，一手食指按在另一手桡骨茎突上，指尖下凹陷中是穴。

【功能主治】祛风化痰、宣肺止咳、益肺定喘、疏经通络。咯血，咳嗽，气喘，咽喉肿痛；头痛，齿痛，项强，口眼㖞斜；半身不遂;小便遗数,咳者尿出,遗精,男子阴茎中痛。

【操作方法】向上平刺 0.5~0.8 寸,或点刺出血 3~6 滴。

3. 鱼际(Yújì,LU10)**荥穴**

【归属】手太阴肺经。

【定位取法】第 1 掌骨中点,赤白肉际处。

【功能主治】泻肺热、利咽喉、止咳定喘、和胃止泻、利尿止遗。哮喘急性期发作,咳嗽,咳血;咽干,咽喉肿痛,失音;小儿疳积;小便不利,遗尿,咳者尿出。

【操作方法】直刺 0.5~0.8 寸,或点刺出血 3~6 滴。治小儿疳积可用割治法。

4. 少商(Shàoshāng,LU11)**井穴**

【归属】手太阴肺经。

【定位取法】拇指桡侧指甲根角旁 0.1 寸。

【功能主治】解表祛热、清肺利咽、醒脑开窍。咽喉肿痛,鼻出血,暴喑,咳嗽,气喘;高热,昏迷,癫狂。

【操作方法】浅刺 0.1 寸,咽喉肿痛、昏迷者点刺出血 3~6 滴。

5. 肩髃(Jiānyú,LI15)

【归属】手阳明大肠经。

【定位取法】肩峰端下缘,当肩峰与肱骨大结节之间,三角肌上部中央。臂外展或平举时,肩部出现两个凹陷,当肩峰前下方凹陷处。

【功能主治】疏风活络、止痛利关节。肩臂挛痛,上肢不遂;荨麻疹、神经性皮炎。

【操作方法】直刺或向下斜刺 0.8~1.5 寸。肩周炎宜向肩关节直刺,上肢不遂宜向三角肌方向斜刺。肩髃可以透刺极泉治疗肩臂挛痛,上肢瘫痪;拔罐。

6. 肘髎(Zhǒuliáo,LI12)

【归属】手阳明大肠经。

【定位取法】屈肘,曲池穴外上方 1 寸,当肱骨边缘处。

【功能主治】通络止痛。肘臂部疼痛、麻木、挛急。

【操作方法】直刺 0.5 ~ 1 寸,或点刺出血 3 ~ 6 滴。

7. 手三里(Shǒusānlǐ,LI10)

【归属】手阳明大肠经。

【定位取法】在阳溪穴与曲池穴连线上,肘横纹下 2 寸处。

【功能主治】祛风通络、和胃理肠。肘臂痛,上肢痿软不举,手臂麻木;胃脘痛,肠鸣,腹痛;急性腰痛。

【操作方法】直刺 0.8 ~ 1.2 寸,或点刺出血 3 ~ 6 滴。急性腰痛针刺手三里,同时活动腰部;拔罐。

8. 曲池(Qūchí,LI11)合穴

【归属】手阳明大肠经。

【定位取法】屈肘成直角,在肘横纹外侧端与肱骨外上髁连线中点。

【功能主治】疏风解表、通络止痛、清热利湿、调理肠腑、降血压、降血脂。上肢不遂、疼痛,肘痛;感冒,热病;高血压,高脂血症,腹痛,吐泻,荨麻疹,皮肤干燥症。

【操作方法】直刺 0.5 ~ 1 寸,或点刺出血 3 ~ 6 滴。

9. 合谷(Hégǔ,LI4)原穴

【归属】手阳明大肠经。

【定位取法】在手背,第 1、2 掌骨间,当第 2 掌骨桡侧的中点处。简便取穴:以一手的拇指指骨关节横纹,放在另一手拇、食指之间的指蹼缘上,当拇指尖下是穴。

【功能主治】疏风解表、清热泻肺、通降肠胃、安神镇静、疏肝解郁、平肝潜阳、催产。头痛,目赤肿痛,咽喉肿痛,鼻出血,不闻香臭,齿痛,牙痛,口歪,口噤,耳聋等头面五官诸疾;诸痛证;热病,无汗,多汗;经闭,月经不调,滞产;便秘,泄泻,痢疾;郁证,甲状腺肿大、结节。

【操作方法】直刺 0.5 ~ 1 寸,针刺时手呈半握拳状。针刺合谷可以透刺后溪,或点刺出血 3 ~ 6 滴;按揉法、掐法 3 ~ 5 分钟。孕妇禁用。

10. 偏历(Piānlì，LI6)**络穴**

【归属】手阳明大肠经。

【定位取法】屈肘，在阳溪穴与曲池穴连线上，腕横纹上3寸处。

【功能主治】通络止痛、利小便。耳鸣，鼻出血；手臂酸痛；腹部胀满，水肿，小便不利。

【操作方法】直刺或斜刺 0.5～0.8 寸，或点刺出血 3～6 滴。

11. 温溜(Wēnliū，LI7)**郄穴**

【归属】手阳明大肠经。

【定位取法】屈肘，在阳溪穴与曲池穴连线上，腕横纹上5寸处。

【功能主治】清邪热、温肠通便。急性肠鸣腹痛，泄泻，便秘；肩背酸痛。

【操作方法】直刺 0.5～1.0 寸，便秘时虚证施补法（烧山火）或温针灸，实证施透天凉。或点刺出血 3～6 滴。

12. 商阳(Shāngyáng，LI1)**井穴**

【归属】手阳明大肠经。

【定位取法】食指桡侧指甲角旁 0.1 寸。

【功能主治】解表祛热、清肺利咽、醒脑开窍。齿痛，咽喉肿痛，暴喑；热病，昏迷。

【操作方法】浅刺 0.1 寸，或点刺出血 2～6 滴。

13. 少海(Shàohǎi，HT3)**合穴**

【归属】手少阴心经。

【定位取法】屈肘，当肘横纹内侧端与肱骨内上髁连线的中点处。

【功能主治】安神定志、通络止痛。心痛，癔病，健忘；肘臂挛痛，臂麻手颤，腋胁痛。

【操作方法】直刺 0.5～1 寸，或点刺出血 3～6 滴。

14. 神门(Shénmén，HT7)**输穴；原穴**

【归属】手少阴心经。

【定位取法】两个腕横纹者为近端腕横纹尺侧端,三个腕横纹者为中间腕横纹的尺侧端,尺侧腕屈肌腱的桡侧凹陷处。

【功能主治】镇静安神、清火凉营、通络调气、益智。心痹,心烦、惊悸、怔忡、健忘、失眠、痴呆、癫狂痫、脏躁、高血压;胸胁痛;发热、喉痹、咽痛、舌痛、舌卷缩;遗尿、遗精。

【操作方法】直刺 0.3 ~ 0.5 寸,或点刺出血 3 ~ 6 滴。

15. 少冲(Shàochōng,HT9)井穴

【归属】手少阴心经。

【定位取法】小指桡侧指甲角旁 0.1 寸。

【功能主治】开心窍、苏厥逆、定神志、泄邪热。心悸,心痛,悲喜无常,脏躁,癫狂痫;热病,昏迷;胸胁痛;手挛缩,手纵不收,舌本痛。

【操作方法】浅刺 0.1 寸,或点刺出血 3 ~ 6 滴。

16. 少泽(Shàozé,SI1)井穴

【归属】手太阳小肠经。

【定位取法】小指尺侧指甲根角旁 0.1 寸。

【功能主治】清心火、散郁热、开窍活络、通乳。乳腺炎,乳汁少;昏迷,热病;寒热不出,振寒,头痛,目翳,咽喉肿痛,舌卷,舌强不能言,耳聋、耳鸣;烦心,心痛。

【操作方法】浅刺 0.1 寸,或点刺出血 3 ~ 6 滴。孕妇慎用。

17. 养老(Yǎnglǎo,SI6)郄穴

【归属】手太阳小肠经。

【定位取法】以手掌面向胸,当尺骨茎突桡侧骨缝凹缘中。

【功能主治】疏通经络、补益肾精、明目止痛、降血糖、降眼压。目视不明;肩、背、肘、臂酸痛,腰痛不可转侧与俯仰;泄泻,腿肚转筋;糖尿病;目视不明(视神经炎、视神经萎缩、青光眼、白内障、眼球充血)。

【操作方法】直刺或斜刺 0.5 ~ 0.8 寸,或点刺出血 3 ~ 6 滴。

18. 肩贞(Jiānzhēn,SI9)

【归属】手太阳小肠经。

【定位取法】臂内收,腋后纹头上1寸。

【功能主治】疏风散寒、通络止痛。肩臂疼痛,上肢不遂。(此穴为肩周炎常见的压痛点之一,针刺压痛点效佳)

【操作方法】直刺1～1.5寸,或点刺出血3～6滴。不宜向胸侧深刺。拔罐。按揉法、轻微弹拨法。

19. 曲泽(Qūzé,PC3)合穴

【归属】手厥阴心包经。

【定位取法】肘微屈,肘横纹中,肱二头肌腱尺侧缘。

【功能主治】清心火、降逆气、镇静安神、活血化瘀。咳嗽,逆气,心痛,心悸,怔忡,房颤,善惊;胃痛,呕血,呕吐,吐泻转筋;暑热病;肘臂挛痛;惊风。

【操作方法】直刺1～1.5寸;中暑、吐泻、房颤时点刺出血加拔罐法。

20. 内关(Nèiguān,PC6)络穴;八脉交会穴(通于阴维脉)

【归属】手厥阴心包经。

【定位取法】腕横纹上2寸,掌长肌腱与桡侧腕屈肌腱之间。

【功能主治】宽胸理气、镇痛安神、理气和胃、通络止痛、除郁解热。胸痛,胸闷,心痛,心悸,健忘,失眠,多梦,痴呆症,郁证,癫狂痫;胃脘痛,胃胀满,恶心,呕吐,呃逆,胁痛,胁下痞块;中风,眩晕,偏头痛,热病,疟疾;肘臂挛痛,膝肿痛;一切痛证、皮肤病。(应用于冠心病、心律失常、高血压、高脂血症,疗效较好)

【操作方法】直刺0.5～1寸,或点刺出血3～6滴。温和灸;揉法、掐法、弹拨法;拔罐。

21. 中冲(Zhōngchōng,PC9)井穴

【归属】手厥阴心包经。

【定位取法】中指尖端的中央。

【功能主治】开窍苏厥、清心退热。中风昏迷,晕厥;舌强不语;中暑;小儿惊风;热病;心痛,心烦,身热如火,掌中热。

【操作方法】浅刺0.1寸,或点刺出血3～6滴。为急救要穴之一。

22. 关冲（Guānchōng，SJ1）**井穴**

【归属】手少阳三焦经。

【定位取法】无名指尺侧指甲根角旁 0.1 寸。

【功能主治】清热开窍。头痛，目赤，耳鸣，耳聋，咽喉肿痛，舌强；热病，汗不出，心烦。

【操作方法】浅刺 0.1 寸，或点刺出血 3～6 滴。为急救要穴之一。

23. 外关（Wàiguān，SJ5）**络穴；八脉交会穴**（通阳维脉）

【归属】手少阳三焦经。

【定位取法】腕背横纹上 2 寸，尺骨与桡骨正中间。

【功能主治】疏风解表、通经活络、清热明目、利咽。感冒，热病；头痛，牙痛，颊肿，目赤肿痛，耳鸣，耳聋；胁肋痛；前臂、手指疼痛或麻木。

【操作方法】直刺 0.5～1 寸，或点刺出血 3～6 滴；拔罐。

24. 支沟（Zhīgōu，SJ6）**经穴**。

【归属】手少阳三焦经。

【定位取法】腕背横纹上 3 寸，尺骨与桡骨正中间。

【功能主治】清热通便、止痛开窍。便秘，泄泻；耳鸣，耳聋，暴喑；胁肋胀痛；热病。

【操作方法】直刺 0.5～1 寸，或点刺出血 3～6 滴。

25. 肩髎（Jiānliáo，SJ14）

【归属】手少阳三焦经。

【定位取法】肩峰后下方，上臂外展时，当肩髃穴后寸许凹陷中。

【功能主治】通络止痛。肩臂挛痛不遂。

【操作方法】直刺 1～1.5 寸，或点刺出血 3～6 滴。

26. 肩井（Jiānjǐng，GB21）

【归属】足少阳胆经。

【定位取法】肩上，大椎穴与肩峰连线的中点。

【功能主治】活血止痛、通乳。颈项强痛，肩背疼痛；难产，乳腺炎,乳汁不下。

【操作方法】直刺0.5~0.8寸,不留针,或点刺出血3~6滴。内有肺尖,禁深刺;孕妇禁针。拿法。

27. 肩前(肩内陵)(Jiānqián)

【归属】经外奇穴。

【定位取法】在肩部,正坐垂臂,当腋前皱襞顶端与肩髃穴连线的中点。

【功能主治】疏风散寒利肩。肩臂痛,臂不能举。

【操作方法】直刺1~1.5寸,或点刺出血3~6滴;温和灸;拔罐。

28. 四缝(Sìfèng,EX-UE10)

【归属】经外奇穴。

【定位取法】在第2~5指掌侧,近端指关节的中央,一手4穴,左右共8穴。

【功能主治】消食化积、健脾止泻、宣肺定喘。小儿疳积,咳喘;泄泻。

【操作方法】点刺出血或挤出少许黄色透明黏液。

29. 十宣(Shíxuān,EX-UE11)

【归属】经外奇穴。

【定位取法】在手十指尖端,距指甲游离缘0.1寸(指寸),左右共10穴。

【功能主治】醒神开窍苏厥。昏迷;癫痫;高热,咽喉肿痛;中暑,热病;小儿惊厥;手指端麻木。

【操作方法】浅刺0.1~0.2寸,或点刺出血。

30. 外劳宫(Wàiláogōng,EX-UE8)(又名落枕穴 Làozhěnxué)

【归属】经外奇穴。

【定位取法】在手背侧,当第2、3掌骨间,掌指关节后约0.5寸处。

【功能主治】疏经通络止痛。落枕,颈椎病,肩周炎,手臂痛;胃痛。

【操作方法】直刺或斜刺 0.5～0.8 寸,或点刺出血 3～6 滴。

三、胸腹部

1. 天枢(Tiānshū,ST25)**大肠募穴**

【归属】足阳明胃经。

【定位取法】脐中旁开 2 寸。

【功能主治】理气健脾、调和胃肠、消积化滞、活血化瘀、止泻通便、降血脂。腹痛,腹胀,便秘,腹泻,痢疾;月经不调,痛经,闭经,不孕症;高脂血症,肥胖症。

【操作方法】直刺 1～1.5 寸。可温和灸。点刺出血加拔罐。

2. 水道(Shuǐdào,ST28)**胞宫募穴**。

【归属】足阳明胃经。

【定位取法】脐中下 3 寸,前正中线旁开 2 寸。

【功能主治】利水导滞、理气止痛。小腹胀满,小便不利,水肿,疝气;痛经,不孕。

【操作方法】直刺 1～1.5 寸,或点刺出血 3～6 滴。可温和灸。

3. 气冲(Qìchōng,ST30)

【归属】足阳明胃经。

【定位取法】在腹股沟稍上方,脐中下 5 寸,前正中线旁开 2 寸。

【功能主治】通经调血止痛。肠鸣,腹痛,疝气;月经不调,不孕,阳痿,阴肿。

【操作方法】直刺 0.5～1 寸,或点刺出血 3～6 滴。

4. 章门(Zhāngmén,LR13)**脾之募穴;八会穴之脏会**

【归属】足厥阴肝经。

【定位取法】第 11 肋游离端下际。

【功能主治】疏肝理气、活血化瘀、软坚散结。腹痛,腹胀,肠鸣,腹泻,呕吐;胁痛,黄疸,痞块,肿瘤,小儿疳疾;疟疾。

【操作方法】直刺 0.8～1 寸,或点刺出血 3～6 滴。治疗肝、脾肿大用隔鳖甲灸法,灸 5～10 壮,但要坚持 1～2 个月,使肝脾变小,效果较好。拔罐。

5. 期门(Qīmén,LR14)肝之募穴

【归属】足厥阴肝经。

【定位取法】乳头直下,第6肋间隙,前正中线旁开4寸。

【功能主治】祛热利湿、活血化瘀、平肝解郁、理气止痛。胸胁胀满,胁痛,黄疸,乳腺炎;呕吐,吞酸,呃逆,腹胀,腹泻;奔豚;伤寒热入血室。

【操作方法】斜刺或平刺0.5~0.8寸,不可深刺,以免伤及内脏,或点刺出血3~6滴。治疗肝、脾肿大用隔鳖甲灸法,灸5~10壮,但要坚持1~2个月,使肝、脾变小,效果较好。拔罐。

6. 冲门(Chōngmén,SP12)

【归属】足太阴脾经。

【定位取法】在腹股沟外侧,距耻骨联合上缘中点3.5寸,当髂外动脉搏动处的外侧。

【功能主治】调经活血。疝气,崩漏,带下。

【操作方法】避开动脉,直刺0.5~1寸,或点刺出血3~6滴。

7. 大横(Dàhéng,SP15)

【归属】足太阴脾经。

【定位取法】脐中旁开4寸。

【功能主治】清热通便、温阳通便、止泻、降血脂。腹痛,腹泻,便秘,痢疾;肥胖症,高血压,高脂血症。

【操作方法】直刺1~2寸,或点刺出血3~6滴。拔罐。按揉法、点按法。

8. 中脘(Zhōngwǎn,RN12)胃之募穴;八会穴之腑会

【归属】任脉。

【定位取法】前正中线上,脐上4寸;或脐与胸剑联合连线的中点处。

【功能主治】化湿和胃、健脾益气、降逆止呕。胃痛,腹胀,纳呆,呕吐,吞酸,呃逆,疳疾,胃下垂,黄疸;癫狂痫,脏躁,失

眠,惊悸;咳嗽,痰多,哮喘。

【操作方法】直刺 1~1.5 寸,或点刺出血 3~6 滴;拔罐;温和灸、瘢痕灸。

9.膻中(Dànzhōng,RN17)心包募穴;八会穴之气会

【归属】任脉。

【定位取法】前正中线上,平第 4 肋间隙;或两乳头连线与前正中线的交点处。

【功能主治】调气降逆、宽胸利膈、理气止痛。咳嗽,气喘,胸闷,胸胁胀痛;心痛,心悸,梅核气,抑郁症;恶心,噎膈,呃逆,呕吐;产后乳少,乳腺炎。

【操作方法】平刺 0.3~0.5 寸,或点刺出血 3~6 滴;点刺放血加拔罐。

10.归来(Guīlái,ST29)

【归属】足阳明胃经。

【定位取法】脐中下 4 寸,前正中线旁开 2 寸。

【功能主治】活血化瘀、温经止痛。小腹痛,疝气;闭经,月经不调,子宫下垂;睾丸肿痛,阴茎痛,阴茎、睾丸上缩。

【操作方法】直刺 1~1.5 寸,或点刺出血 3~6 滴;温和灸;拔罐。

11.关元(Guānyuán,RN4)小肠募穴

【归属】任脉。

【定位取法】前正中线上,脐下 3 寸。

【功能主治】益肾固本、补气回阳、调冲任、利下焦、延年益寿。中风脱证,虚劳冷惫;少腹疼痛,腹泻,痢疾,脱肛,疝气;五淋,便血,尿血,尿闭,尿频;睾丸肿胀疼痛,遗精,阳痿,早泄,白浊,不射精,逆行射精,精子减少症,精子不液化症,阴囊湿痒;月经不调,痛经,经闭,崩漏,带下,子宫脱垂,宫冷不孕,恶露不尽,胞衣不下,排卵障碍。

【操作方法】直刺 1~1.5 寸,或点刺出血 3~6 滴;多用灸法;拔罐。孕妇禁用。

12. 石门（Shímén, RN5）三焦募穴

【归属】任脉。

【定位取法】前正中线上,脐下 2 寸。

【功能主治】温肾补阳、调经止带。经闭,带下,崩漏,宫冷不孕,产后恶露不止;睾丸肿胀疼痛,遗精,早泄,阳痿,不射精,阴囊湿痒,逆行射精;腹胀,腹泻,绕脐疼痛,奔豚,疝气,水肿,小便不利。

【操作方法】直刺 1～1.5 寸,或点刺出血 3～6 滴;孕妇禁用。

13. 气海（Qìhǎi, RN6）

【归属】任脉。

【定位取法】前正中线上,脐下 1.5 寸。

【功能主治】益元气、补肾气、调气血、理下焦、固精止遗,对一切气虚证均有补益作用。虚脱,形体羸瘦,脏气衰惫,神疲乏力;水谷不化,绕脐疼痛,腹泻,痢疾,便秘;小便不利,遗尿,尿频;睾丸肿胀疼痛,阴囊湿痒,早泄,遗精,阳痿,疝气;月经不调,痛经,经闭,崩漏,带下,子宫脱垂,宫冷不孕,产后恶露不止,胞衣不下;水肿,气喘。

【操作方法】直刺 1～1.5 寸,或点刺出血 3～6 滴;多用灸法。孕妇禁用。

14. 神阙（Shénquè, RN8）

【归属】任脉。

【定位取法】脐窝中央。

【功能主治】温通元阳、回阳救逆、消食导滞、延年益寿。阳气暴脱,晕厥,形寒神惫,痫证;腹痛,腹胀,腹泻,痢疾,便秘,脱肛,便血;水肿,鼓胀,小便不利;小儿惊风,小儿疳积;全身皮肤瘙痒。

【操作方法】禁针,多用温和灸、艾炷隔盐灸法;闪罐法拔罐。

15. 曲骨（Qūgǔ, RN2）

【归属】任脉。

【定位取法】前正中线上,脐下 5 寸,当耻骨联合上缘中点处。

【功能主治】调理胞宫、利尿止遗。小腹胀满,小便不利,遗尿,阳缩,睾丸肿胀疼痛,阳痿,早泄,阴囊湿痒;月经不调,痛经,闭经,带下。

【操作方法】直刺 1～1.5 寸,或点刺出血 3～6 滴;孕妇禁用。

四、背腰骶部

1. 天宗(Tiānzōng,SI11)

【归属】手太阳小肠经。

【定位取法】肩胛骨冈下窝中央凹陷处,约肩胛冈下缘与肩胛下角之间的上 1/3 折点处取穴,上对秉风,约与第 4 胸椎相平。

【功能主治】疏风散寒、通络止痛。肩胛疼痛,肩背部损伤,急性腰扭伤;气喘;乳腺炎,乳腺增生症。

【操作方法】直刺或向臀部斜刺 0.5～1 寸,或点刺出血 3～6 滴。按揉、点按法、弹拨法。拔罐。点刺放血加拔罐治疗乳腺炎,乳腺增生症。

2. 风门(Fēngmén,BL12)

【归属】足太阳膀胱经。

【定位取法】第 2 胸椎棘突下,旁开 1.5 寸。

【功能主治】感冒,咳嗽,发热,头痛;项强,胸背痛。

【操作方法】向脊柱斜刺 0.5～0.8 寸,或点刺出血 3～6 滴。不宜深刺。点刺放血,拔罐。

3. 肺俞(Fèishū,BL13)**肺之俞穴**

【归属】足太阳膀胱经。

【定位取法】第 3 胸椎棘突下,旁开 1.5 寸。

【功能主治】疏风散寒、宣肺平喘。感冒,咳嗽,气喘,咯血等肺疾;骨蒸潮热,盗汗。

【操作方法】向脊柱斜刺 0.5～0.8 寸,或点刺出血 3～6 滴。不宜深刺。点刺放血,拔罐。穴位敷贴(药物为延胡索、细辛、白芥子、甘遂各等份,研末,姜汁调和),治疗慢性支气管炎、哮喘。

4. 厥阴俞(Juéyīnshū，BL14)心包俞穴

【归属】足太阳膀胱经。

【定位取法】第4胸椎棘突下，旁开1.5寸。

【功能主治】宁心安神、宣肺止咳。心痛，心悸；咳嗽，气喘，胸闷；呕吐。

【操作方法】向脊柱斜刺0.5～0.8寸，或点刺出血3～6滴。不宜深刺。拔罐。

5. 心俞(Xīnshū，BL15)心之俞穴

【归属】足太阳膀胱经。

【定位取法】第5胸椎棘突下，旁开1.5寸。

【功能主治】补益心气、宁心安神、滋阴止汗。心痛，惊悸，失眠，健忘，癫痫，盗汗；咳嗽，吐血。

【操作方法】向脊柱斜刺0.5～0.8寸，或点刺出血3～6滴。不宜深刺。拔罐。

6. 督俞(Dūshū，BL16)

【归属】足太阳膀胱经。

【定位取法】第6胸椎棘突下，旁开1.5寸。

【功能主治】宽胸理气、平喘。心痛，胸闷；寒热，气喘。

【操作方法】向脊柱斜刺0.5～0.8寸，或点刺出血3～6滴。不宜深刺。拔罐。

7. 膈俞(Géshū，BL17)八会穴之血会

【归属】足太阳膀胱经。

【定位取法】第7胸椎棘突下，旁开1.5寸。

【功能主治】活血清热、凉血补血、止血、和胃降逆。呕吐，呃逆，气喘，吐血，皮下出血；贫血；荨麻疹，皮肤瘙痒；骨蒸潮热，盗汗；月经不调，崩漏，闭经。

【操作方法】向脊柱斜刺0.5～0.8寸，或点刺出血3～6滴。不宜深刺。

8. 肝俞(Gānshū，BL18)肝之俞穴

【归属】足太阳膀胱经。

【定位取法】第9胸椎棘突下,旁开1.5寸。

【功能主治】舒肝理气、清热利胆、补肝明目。黄疸,胁痛(肋间神经痛、胆囊炎、胆结石、胆绞痛),目赤肿痛,视物模糊,夜盲;癫狂痫;脊背痛。

【操作方法】向脊柱斜刺0.5~0.8寸,或点刺出血3~6滴。不宜深刺。拔罐。

9. 胆俞(Dǎnshū,BL19)胆之俞穴

【归属】足太阳膀胱经。

【定位取法】第10胸椎棘突下,旁开1.5寸。

【功能主治】舒肝利胆、清热利湿。黄疸,口苦,胁痛(胆囊炎、胆石症、胆绞痛、胆道蛔虫症);肺痨,潮热,盗汗。

【操作方法】向脊柱斜刺0.5~0.8寸,或点刺出血3~6滴。不宜深刺。拔罐。

10. 脾俞(Píshū,BL20)脾之俞穴

【归属】足太阳膀胱经。

【定位取法】第11胸椎棘突下,旁开1.5寸。

【功能主治】健脾利湿、化湿消滞、补益脾胃、和胃止痛。腹胀,纳呆,呕吐,腹泻,痢疾,便血,痞块,水肿,黄疸,鼓胀等脾胃肝胆病;背痛;水肿,糖尿病;心悸,小儿慢惊风;青春期粉刺、痤疮。

【操作方法】向脊柱斜刺0.5~0.8寸,或点刺出血3~6滴。不宜深刺。拔罐。

11. 胃俞(Wèishū,BL21)胃之俞穴

【归属】足太阳膀胱经。

【定位取法】第12胸椎棘突下,旁开1.5寸。

【功能主治】补益脾胃、和胃止痛、降逆止呕。胃脘痛,呕吐,纳呆,腹胀,肠鸣,痢疾,便秘,脱肛;脊柱急痛。

【操作方法】向脊柱斜刺0.5~0.8寸,或点刺出血3~6滴。不宜深刺。拔罐。

12. 三焦俞(Sānjiāoshū,BL22)三焦俞穴

【归属】足太阳膀胱经。

【定位取法】第 1 腰椎棘突下,旁开 1.5 寸。

【功能主治】调理肠胃、利水消肿。肠鸣,脘腹腹胀,呕吐,泄泻,痢疾,便秘,水肿;腰背强痛。

【操作方法】直刺 0.5 ~ 1 寸,或点刺出血 3 ~ 6 滴。拔罐。

13. 肾俞(Shènshū,BL23)肾之俞穴

【归属】足太阳膀胱经。

【定位取法】第 2 腰椎棘突下,旁开 1.5 寸。

【功能主治】补益肾精、化湿利水、强腰脊、利腰膝。腰痛;遗尿,遗精,阳痿,早泄,月经不调,带下,不孕,精冷不育;耳鸣,耳聋;咳喘,气短;腰脊酸痛,腰膝酸软,下肢瘫痪;失眠,健忘;小便不利,水肿,遗尿,夜尿频多;泄泻,便秘。

【操作方法】直刺 0.5 ~ 1 寸,或点刺出血 3 ~ 6 滴。拔罐。

14. 大肠俞(Dàchángshū,BL25)大肠俞穴

【归属】足太阳膀胱经。

【定位取法】第 4 腰椎棘突下,旁开 1.5 寸。

【功能主治】泄热通便、理气化滞、强壮腰脊。腹痛,腹胀,肠鸣,泄泻,便秘,脱肛,痢疾;腰骶疼痛,脊强不得俯仰;遗精,阳痿;遗尿,小便不利;痛经,月经不调。

【操作方法】直刺 0.5 ~ 1 寸,或点刺出血 3 ~ 6 滴。拔罐。

15. 小肠俞(Xiǎochángshū,BL27)小肠俞穴

【归属】足太阳膀胱经。

【定位取法】第 1 骶椎棘突下,旁开 1.5 寸,约平第 1 骶后孔。

【功能主治】理小肠、化积滞、调膀胱、利腰膝。腹泻,痢疾;遗精,遗尿,尿血,尿痛,带下;疝气;腰骶痛。

【操作方法】直刺或斜刺 0.8 ~ 1 寸,或点刺出血 3 ~ 6 滴。拔罐。

16. 次髎(Cìliáo,BL32)

【归属】足太阳膀胱经。

【定位取法】第 2 骶后孔中,约当髂后上棘与后正中线之间。

【功能主治】清热解毒、通窍活血、利尿止遗、调经止痛。

月经不调,痛经,保健,带下;遗尿,淋证,小便不利;疝气;腰骶痛;下肢痿痹,腰脊疼痛,背寒;肠鸣,泄泻,便秘,阳痿,遗精,早泄。

【操作方法】直刺 1～1.5 寸,或点刺出血 3～6 滴。点刺放血加拔罐。

17. 膏肓(Gāohuāng,BL43)

【归属】足太阳膀胱经。

【定位取法】第 4 胸椎棘突下,旁开 3 寸。

【功能主治】补益肺气、宣肺止喘。咳嗽,气喘,肺痨;肩胛酸痛;虚劳诸疾。

【操作方法】直刺0.5～0.8寸,或点刺出血3～6滴。温和灸,拔罐;穴位敷贴。

18. 志室(Zhìshì,BL52)

【归属】足太阳膀胱经。

【定位取法】第 2 腰椎棘突下,旁开 3 寸。

【功能主治】补益肾精、清热利尿。宫寒不孕,遗精,阳痿,早泄,小便不利,尿浊;腰脊强痛。

【操作方法】直刺0.5～0.8寸,或点刺出血3～6滴。温和灸,拔罐。

19. 秩边(Zhìbiān,BL54)

【归属】足太阳膀胱经。

【定位取法】第 4 骶椎棘突下,旁开 3 寸。

【功能主治】疏经通络、强健腰膝、利尿通淋。腰骶痛,下肢痿、痹、麻木;小便不利,便秘,痔疾;阳痿,遗精,带下,月经不调,阴茎痛。

【操作方法】直刺 1.5～2 寸,或点刺出血 3～6 滴;拔罐。

20. 腰阳关(Yāoyángguān,DU3)

【归属】督脉。

【定位取法】后正中线上,第 4 腰椎棘突下凹陷中;约与髂嵴相平。

【功能主治】调经止痛、温肾壮阳。腰骶疼痛,下肢痿、痹、麻木;月经不调,赤白带下;遗精,阳痿,早泄,不射精,逆行射精。

【操作方法】向上斜刺 0.5~1 寸,或点刺出血 3~6 滴。多用灸法,如温和灸、隔姜灸、隔附子饼灸;拔罐。

21. 命门(Mìngmén,DU4)

【归属】督脉。

【定位取法】后正中线上,第 2 腰椎棘突下凹陷中,约平肚脐。

【功能主治】培元补肾、固精止带、壮腰强膝。腰脊强痛,角弓反张,下肢痿痹;月经不调,赤白带下,痛经,经闭,不孕;遗精,阳痿,精冷不育;小便频数,遗尿,尿潴留,尿浊;小腹冷痛,腹泻,脱肛;骨蒸潮热。

【操作方法】向上斜刺 0.5~1 寸,或点刺出血 3~6 滴。多用灸法,如温和灸、隔附子饼灸;拔罐。

22. 至阳(Zhìyáng,DU9)

【归属】督脉。

【定位取法】后正中线上,第 7 胸椎棘突下凹陷中。

【功能主治】安神定志、清热利湿、化痰止喘。心悸,怔忡,健忘,失眠,心痹;黄疸,胁痛;胸胁支满,咳嗽,气喘;腰背疼痛,脊强。

【操作方法】向上斜刺 0.5~1 寸,或点刺出血 3~6 滴;拔罐。

23. 灵台(Língtái,DU10)

【归属】督脉。

【定位取法】后正中线上,第 6 胸椎棘突下凹陷中。

【功能主治】安神定志、化痰止喘。心悸,怔忡,健忘,失眠,心痹;咳嗽,气喘;脊痛,项强;疔疮,全身瘙痒。

【操作方法】向上斜刺 0.5~1 寸,或点刺出血 3~6 滴;拔罐。

24. 身柱(Shēnzhù,DU12)

【归属】督脉。

【定位取法】后正中线上,第 3 胸椎棘突下凹陷中;约与两侧肩胛冈高点相平。

【功能主治】化痰止咳、安神宁心、强身健体。身热,头痛,咳嗽,气喘,痰多;惊厥,小儿惊风,癫狂痫;腰脊强痛;疔疮发背。

【操作方法】向上斜刺 0.5～1 寸,或点刺出血 3～6 滴;拔罐。灯心草灸有预防保健作用,并能治疗小儿惊风。

25. 定喘(Dìngchuǎn,EX-B1)

【归属】经外奇穴。

【定位取法】在背部,当第 7 颈椎棘突下,旁开 0.5 寸。

【功能主治】宣肺定喘、益肺定喘。哮喘,咳嗽;过敏性鼻炎;肩背痛,落枕。

【操作方法】直刺 0.5～0.8 寸,或点刺出血 3～6 滴;可灸;穴位药物敷贴。

26. 夹脊(Jiájǐ,EX-B2)

【归属】经外奇穴。

【定位取法】在背腰部,当第 1 胸椎至第 5 腰椎棘突下两侧,后正中线旁开 0.5 寸,一侧 17 穴,左右共 34 穴。

【功能主治】调理相应脏腑功能。适用范围较广,上胸部穴位治疗心肺部及上肢病证;下胸部的穴位治疗胃肠部病证;腰部的穴位治疗腰、腹及下肢病症证。各夹脊穴主治病证如下:

颈椎 1(C1):眩晕、偏头痛、失眠、嗜睡、头昏沉、颈性高血压、脑供血缺乏、摇头。

颈椎 2(C2):眩晕、头痛、失眠、嗜睡、眼干涩、耳鸣、心动过速、腮腺炎、过敏性鼻炎。

颈椎 3(C3):眩晕、头昏沉、偏头痛、颈肩综合征、神经痛、湿疹、牙痛、张口不能。

颈椎 4(C4):头昏、恶心、呃逆、双手麻痹、肩周炎、落枕、鼻塞、牙痛。

颈椎 5(C5):胸痛、心跳过缓、恶心、呃逆、颈、肩、手掌胀痛、口臭、火气大。

颈椎 6(C6):血压动摇、肩部疼痛、拇食二指麻、扁桃体肿大、肩膀痛、上肢外侧麻痛。

颈椎 7(C7):气短胸闷、第四五指麻痛、颈根、肩胛痛、咽喉痛、肩膀硬化、上肢后内侧麻痛。

胸椎 1(T1):气短、气急、肘手痛凉、期前收缩、手软乏力、上臂后侧麻痛。

胸椎 2(T2):气短胸痛、心律失常、冠心病(心绞痛)、肩膀硬化、上臂后侧麻痛。

胸椎 3(T3):肺部、支气管症状、易患感冒。

胸椎 4(T4):胸背痛、胸闷、冠心病(心绞痛)、长叹息。

胸椎 5(T5):口苦、低血压、胃痉挛、癫痫。

胸椎 6(T6):胃痛、消化不良、胃痉挛。

胸椎 7(T7):胃溃疡症状、消化不良、胃下垂、口臭。

胸椎 8(T8):肝胆病、糖尿病。

胸椎 9(T9):小便白浊、尿不畅、过敏症、身体手脚冰冷、癫痫。

胸椎 10(T10):脾胃病、性功能障碍。

胸椎 11(T11):脾胃病、尿道病、皮肤病。

胸椎 12(T12):脾胃病、下腹痛凉、疲劳综合征、不孕症、风湿、生殖器官外表痛痒、胃胀。

腰椎 1(L1):结肠功能失调、便秘、腹泻、腰痛、下腹痛、性功能障碍。

腰椎 2(L2):下腹痛、腰酸痛、性功能障碍。

腰椎 3(L3):尿频、尿急、尿痛、尿少、腰痛、膝内侧痛有力、性功能障碍。

腰椎 4(L4):腰痛、坐骨神经痛、排尿困难、尿频或尿少、腿部放射痛、不安腿综合征、痔疮。

腰椎 5(L5):腿血液循环不良、下肢乏力怕冷、腰腿痛伴麻木感、月经不调、性功能障碍。

骶椎:腰骶关节病变、足跟痛伴麻凉感、膀胱病、前列腺炎、前列腺增生症、性功能障碍。

【操作方法】胸部夹脊穴向脊柱方向刺 0.3 ～ 1.0 寸,腰部直刺 1.0 ～ 1.5 寸,或点刺出血 3 ～ 6 滴;温和灸,艾炷灸,长蛇灸(蒜泥灸)以口鼻有蒜味为度;按揉法、弹拨法;拔罐;梅花针叩刺法;拔罐。

27. 胃脘下俞(胰俞)(Wèiwǎnxiàshū,EX-B3)

【归属】足太阳膀胱经。

【定位取法】在背部,当第 8 胸椎棘突下,旁开 1.5 寸。

【功能主治】益气生津、养阴止渴、调理胰腺功能。胃痛,胰腺炎,腹痛,胸胁痛,糖尿病。

【操作方法】斜刺 0.3 ～ 0.5 寸,或点刺出血 3 ～ 6 滴;可灸;拔罐。

28. 痞根(Pǐgēn,Ex-B4)

【归属】经外奇穴。

【定位取法】在腰部,当第 1 腰椎棘突下,旁开 3.5 寸。

【功能主治】软坚散结。癥瘕积聚,肝肿大、肝硬化、脾肿大等肿瘤。

【操作方法】直刺 0.3 ～ 1.0 寸,或点刺出血 3 ～ 6 滴;温和灸;艾炷灸 5 ～ 9 壮;肝肿大、肝硬化、脾肿大患者瘢痕灸、隔鳖甲灸,效果较好,两侧穴位交替应用;拔罐,或刺血加拔罐。

29. 十七椎(Shíqīzhuī,EX-B8)

【归属】经外奇穴。

【定位取法】在腰部,当后正中线上,第 5 腰椎棘突下。

【功能主治】壮腰益肾。腰腿痛,下肢瘫痪;崩漏,月经不调,阳痿,早泄,遗精,不射精,逆行射精;遗尿,小便不利。

【操作方法】直刺 0.5 ～ 1 寸,或点刺出血 3 ～ 6 滴;可灸;点刺放血加拔罐。

30. 督骶(Dūdǐ)

【归属】经外奇穴。

【定位取法】在骶部,当骶管裂孔和第 5 腰椎棘突连线的中点取穴。

【功能主治】通督脉、清神志、息风止痉。眩晕（颈椎病、高血压引起），头痛，面肌痉挛，腰肌劳损，腰扭伤，月经病，盆腔炎，前列腺炎，前列腺增生症，阳痿，阳强，不射精，早泄，遗精。

【操作方法】向上或下平刺 0.5～1.0 寸；温和灸；艾炷灸；点刺放血 3～6 滴，或点刺放血加拔罐；按揉法、点按法；拔罐。

五、下肢部

1. 环跳（Huántiào, GB30）

【归属】足少阳胆经。

【定位取法】侧卧屈股，当股骨大转子高点与骶管裂孔连线的外 1/3 与内 2/3 交界处。

【功能主治】通经活络止痛。腰胯疼痛，下肢痿软、疼痛、麻木，半身不遂；风疹。

【操作方法】直刺 2～3 寸，或点刺出血 3～6 滴。点刺放血加拔罐。

2. 风市（Fēngshì, GB31）

【归属】足少阳胆经。

【定位取法】大腿外侧正中，腘横纹上 7 寸。或垂手直立时，中指尖下是穴。

【功能主治】通经活络、疏风止痒。下肢痿软、疼痛、麻木，半身不遂；皮肤瘙痒，荨麻疹。

【操作方法】直刺 1～1.5 寸，或点刺出血 3～6 滴。梅花针刺血加拔罐。

3. 光明（Guāngmíng, GB37）络穴

【归属】足少阳胆经。

【定位取法】外踝高点上 5 寸，腓骨前缘。

【功能主治】祛风利湿、益肝明目、降眼压。目赤肿痛，视物模糊，眼痒流泪，夜盲，近视；胸乳胀痛；下肢痿软、疼痛、麻木。

【操作方法】直刺 0.5～0.8 寸，或点刺出血 3～6 滴。

4. 阳陵泉（Yánglíngquán，GB34）**合穴；胆之下合穴；八会穴之筋会**

【归属】足少阳胆经。

【定位取法】腓骨小头前下方凹陷中。

【功能主治】清热利湿、疏肝利胆、理气解郁、安神定惊、疏经通络、舒筋止痉。黄疸，胁痛，口苦，呕吐，吞酸，善太息；膝肿痛，下肢痿痹、麻木；小儿惊风；口苦，咽干，头痛，便秘；寒热头痛，半身不遂；心悸，失眠，易惊；月经不调，闭经，阳痿，遗精，早泄，遗尿；面肌痉挛。

【操作方法】向前下方斜刺1～1.5寸，或点刺出血3～6滴。

5. 足临泣（Zúlínqì，GB41）**输穴；八脉交会穴**（通于带脉）

【归属】足少阳胆经。

【定位取法】第4、5跖骨结合部的前方凹陷处，足小趾伸肌腱的外侧。

【解剖】有足背静脉网，第4跖背侧动、静脉；布有足背中间皮神经。

【功能主治】清热明目、调经通乳。偏头痛，目赤肿痛；胁肋胀痛，足跗疼痛；月经不调，乳腺炎。

【操作方法】直刺0.5～0.8寸，或点刺出血3～6滴。

6. 侠溪（Xiáxī，GB43）**荥穴**

【归属】足少阳胆经。

【定位取法】足背，第4、5趾间纹头上凹陷处。

【功能主治】清热、息风、止痛。头痛，眩晕，耳鸣，耳聋；目赤肿痛；胁肋胀痛，膝股痛，足跗肿痛；乳腺炎。

【操作方法】直刺0.3～0.5寸，或点刺出血3～6滴。

7. 足窍阴（Zúqiàoyīn，GB44）**井穴**

【归属】足少阳胆经。

【定位取法】第4趾外侧趾甲根角旁0.1寸。

【功能主治】清肝泻火、开窍醒神。头痛，目赤肿痛，耳鸣，耳聋，咽喉肿痛；胸胁痛，足跗肿痛；心烦，失眠。

【操作方法】浅刺 0.1 寸,或点刺出血。

8. 足三里(Zúsānlǐ,ST36)合穴;胃之下合穴

【归属】足阳明胃经。

【定位取法】犊鼻穴下 3 寸,胫骨前嵴外一横指处。

【功能主治】调理脾胃(健脾利湿、和胃止痛、温脾阳、益脾气、消食导滞)、通经调血,降血脂、降血糖、预防保健、延缓衰老。胃痛,呕吐,噎膈,腹胀,纳呆,腹泻,痢疾,便秘,疳积等胃肠诸疾;下肢痿软、麻木、疼痛;心悸,高血压病,失眠,癫狂;乳腺炎;水肿,糖尿病;虚劳诸症,为强壮保健要穴。

【操作方法】直刺 1～2 寸,或点刺出血 3～6 滴。温和灸,温针灸,瘢痕灸;拔罐。

9. 上巨虚(Shàngjùxū,ST37)大肠之下合穴

【归属】足阳明胃经。

【定位取法】在犊鼻穴下 6 寸,足三里穴下 3 寸,胫骨前嵴外一横指处。

【功能主治】清热利湿、理脾和胃、消导化滞。肠鸣,腹痛,腹泻,便秘,肠痈,痢疾等肠胃疾患;下肢痿软、麻木、疼痛。

【操作方法】直刺 1～2 寸,或点刺出血 3～6 滴。温和灸。

10. 丰隆(Fēnglóng,ST40)络穴

【归属】足阳明胃经。

【定位取法】外踝尖上 8 寸,条口穴外 1 寸,胫骨前嵴外二横指处。

【功能主治】健脾化痰、清热利湿、豁痰开窍、安神宁志、降逆化浊、降血脂。头痛,眩晕,癫狂痫症;高血压,高脂血症,肥胖症;咽干痛,暴喑,咳嗽,痰多,哮喘;下肢痿软、麻木、疼痛。

【操作方法】直刺 1～1.5 寸,或点刺出血 3～6 滴。

11. 冲阳(Chōngyáng,ST42)原穴

【归属】足阳明胃经。

【定位取法】在足背最高处,当蹬长伸肌腱和趾长伸肌腱之间,足背动脉搏动处。

【功能主治】和胃止痛、舒筋活络。胃痛;口眼㖞斜;足痿无力。

【操作方法】避开动脉,直刺 0.3 ~ 0.5 寸,或点刺出血 3 ~ 6 滴。

12. 内庭(Nèitíng,ST44)荥穴

【归属】足阳明胃经。

【定位取法】足背第 2、3 趾间缝纹端。

【功能主治】清热化湿、通降胃气、通经活络。口㖞,齿痛,牙痛,咽喉肿痛,鼻出血,口噤不开,牙关紧闭;热病;口臭,吐酸,腹泻,痢疾,便秘;足背肿痛,跖趾关节痛。

【操作方法】直刺或斜刺 0.3 ~ 0.5 寸,或点刺出血 3 ~ 6 滴。

13. 厉兑(Lìduì,ST45)井穴

【归属】足阳明胃经。

【定位取法】第 2 趾外侧趾甲根角旁约 0.1 寸。

【功能主治】清泻胃火、活络开窍、苏厥回阳。口㖞,颜面浮肿,鼻出血,齿痛,咽喉肿痛;热病,多梦,噩梦,癫狂,倦怠嗜卧不喜见人。

【操作方法】浅刺 0.1 寸。点刺放血 3 ~ 6 滴。

14. 委中(Wěizhōng,BL40)合穴;膀胱之下合穴

【归属】足太阳膀胱经。

【定位取法】腘横纹中点,当股二头肌腱与半腱肌肌腱的中间。

【功能主治】苏厥开窍、清血泄热、舒筋活络、祛风利湿、强腰健膝。腰背痛,下肢痿、痹、麻木,腿膝转侧不利;腹痛,急性吐泻;小便不利,遗尿,尿浊,遗精,阳痿,早泄;丹毒;虚汗,盗汗,热病汗不出;癫痫;牙痛,咽喉痛。

【操作方法】直刺 1 ~ 1.5 寸,或用三棱针点刺腘静脉出血。点刺放血加拔罐。

15. 承山(Chéngshān,BL57)

【归属】足太阳膀胱经。

【定位取法】腓肠肌两肌腹之间凹陷的顶端处,约在委中穴与昆仑穴之间中点。或俯卧位,在小腿后面正中,委中与昆仑之间,当伸直小腿足跟上提时腓肠肌肌腹下出现"∧"尖角凹陷处。直立,两手上举,按着墙面,足跟上提,足尖着地,在腓肠肌肌腹下出现"∧"尖角凹陷处,从其尖下取之。

【功能主治】舒筋活络、调理肠腑。腰腿拘急、疼痛,脚跟痛,踝痉挛,小腿乏力,足挛引少腹疼痛;便秘,泄泻,痔疮,消化不良,吐泻交作。

【操作方法】直刺1~2寸,或点刺出血3~6滴。不宜做过强的刺激,以免引起腓肠肌痉挛。拔罐,弹拨法。

16. 昆仑(Kūnlún,BL60)**经穴**。

【归属】足太阳膀胱经。

【定位取法】外踝尖与跟腱之间的凹陷处。

【功能主治】疏经通络、强腰健膝、活血化瘀、理胞宫。头痛,项强,腰骶疼痛,下肢疼痛,足踝肿痛;疟疾;鼻出血,上齿痛,目眩;难产,胞衣不下;便秘;小儿阴肿;小儿痫证。

【操作方法】直刺0.3~0.5寸,或点刺出血3~6滴。孕妇禁用,经期慎用。

17. 申脉(Shēnmài,BL62)**八脉交会穴**(通于阳跷脉)

【归属】足太阳膀胱经。

【定位取法】外踝直下方凹陷中。

【功能主治】疏风解表、安神定志、舒筋活络。失眠,嗜睡,眩晕,头痛,痫证,中风不语,半身不遂;外踝红肿,腰腿酸痛。

【操作方法】直刺0.3~0.5寸,或点刺出血3~6滴。

18. 阴谷(Yīngǔ,KI10)**合穴**

【归属】足少阴肾经。

【定位取法】屈膝,腘窝内侧,当半腱肌腱与半膜肌腱之间。

【功能主治】滋肾清热、利尿。舌纵涎下;阳痿,遗精,早泄,月经不调,经来腹胀,崩漏,小便不利;膝股内侧痛。

【操作方法】直刺1~1.5寸,或点刺出血3~6滴。

19. 太溪（Tàixī,KI3）**输穴;原穴**

【归属】足少阴肾经。

【定位取法】内踝高点与跟腱后缘连线的中点凹陷处。

【功能主治】滋肾阴、壮元阳、理胞宫。头痛,目眩,咽喉肿痛,口干,齿痛,耳鸣,耳聋;失眠,健忘;咳嗽,气喘,咳血,痰中带血,胸痛;糖尿病,水肿;小便频数,遗尿,小便不利,便秘;月经不调,遗精,阳痿;腰脊痛,手足逆冷;热病汗不出。

【操作方法】直刺 0.2 ~ 0.3 寸,有放电麻窜感。按揉法。或点刺出血 3 ~ 6 滴。

20. 照海（Zhàohǎi,KI6）**八脉交会穴**（通于阴跷脉）。

【归属】足少阴肾经。

【定位取法】内踝高点正下缘凹陷处。

【功能主治】滋阴安神、通经调血、利咽喉。失眠,多梦,痫证;咽喉干痛,口舌干燥,目赤肿痛,目干;月经不调,带下,子宫脱垂,遗精,早泄;小便频数,小便不利。

【操作方法】直刺 0.3 ~ 0.5 寸,有放电麻窜感。或点刺出血 3 ~ 6 滴。

21. 复溜（Fùliū,KI7）**经穴**。

【归属】足少阴肾经。

【定位取法】太溪穴上 2 寸,当跟腱的前缘。

【功能主治】祛湿消滞、滋肾润燥、利尿通淋、止汗、发汗。膏淋,水肿;腰脊痛,下肢痿痹;盗汗,自汗,热病无汗;咽干,口干,舌强不能言,视物模糊;腹胀,腹泻。

【操作方法】直刺 0.5 ~ 1 寸,或点刺出血 3 ~ 6 滴。

22. 涌泉（Yǒngquán,KI1）**井穴**

【归属】足少阴肾经。

【定位取法】足趾跖屈时,约当足底(去趾)前 1 / 3 凹陷处。

【功能主治】清肾热、降阴火、定神志、苏厥逆、开神窍。昏厥,中暑,癫狂痫,小儿惊风;头痛,头晕,目眩,失眠;咳血,咽喉肿痛,喉痹,失音;便秘,遗尿,小便不利;奔豚气;五心烦热,足心热;遗精,前阴肿痛、跳痛、隐痛。

【操作方法】直刺 0.5~0.8 寸,或点刺出血 3~6 滴。可从太冲透刺涌泉。温和灸;拔罐;药物贴敷;按揉法、搓法。

23. 大敦(Dàdūn,LR1)井穴

【归属】足厥阴肝经。

【定位取法】足大趾外侧趾甲根角旁约 0.1 寸。

【功能主治】清热利湿、醒神开窍、调经活血。疝气,少腹痛;遗尿,小便不利,五淋,尿血,遗尿;月经不调,崩漏,痛经,子宫下垂,缩阴,阴中痛,子宫脱垂;癫痫,嗜睡,失眠;阴茎中痛,睾丸炎,阳缩,阳强(或强中);目赤肿痛。

【操作方法】浅刺 0.1~0.2 寸,或点刺出血。治疗疝气、月经不调、崩漏、子宫脱垂、阳强、阳缩多用灸法,如艾炷直接灸,或艾条温和灸。

24. 行间(Xíngjiān,LR2)荥穴

【归属】足厥阴肝经。

【定位取法】足背,当第 1、2 趾间的趾蹼缘上方纹头赤白处。

【功能主治】泻肝火、凉血热、清下焦、息风止痉。中风,癫痫;头痛,目眩,目赤肿痛,青盲,口歪,口苦;月经不调,痛经,闭经,崩漏,带下,阴中痛,疝气;遗精,早泄,阴囊潮湿;遗尿,小便不利,五淋,老人大小便失禁;胸胁满痛;下肢内侧痛,足跗肿痛。

【操作方法】直刺 0.5~0.8 寸,或点刺出血 3~6 滴。

25. 太冲(Tàichōng,LR3)输穴;原穴

【归属】足厥阴肝经。

【定位取法】在足背侧,正坐垂足,当第 1、2 跖骨连接部之前的凹陷中取穴;或以指从大趾、次趾之间,循歧缝向上推压,压至尽处即是该穴;或从趾缝缘向足背上 1.5 寸,骨间隙的凹陷处。

【功能主治】疏肝理气、清热利湿、清肝降火、息风止痉、补益肝肾、通经活络、调气理血。中风,癫狂痫,小儿惊风;头痛,眩晕,耳鸣,目赤肿痛,口歪,咽痛,咽干;月经不调,痛经,经闭,崩漏,带下,阴痒,阴缩,难产,产后恶露不止,乳少,乳腺炎;阳痿,

遗精,早泄,不射精,逆行射精,睾丸肿痛,精子减少症、精子不液化;胁痛,腹胀,呕逆,黄疸,泄泻;小便不利,遗尿;虚劳;下肢痿痹,足跗肿痛。

【操作方法】直刺0.5~0.8寸,或点刺出血3~6滴。按揉法。

26. 曲泉(Qūquán,LR8)合穴

【归属】足厥阴肝经。

【定位取法】屈膝,当膝内侧横纹头上方,半腱肌、半膜肌止端前缘凹陷中。

【功能主治】舒筋活络、清热利湿。月经不调,痛经,带下,子宫脱垂,阴痒,阴肿,产后腹痛;阴茎中痛,遗精,阳痿,疝气,小便不利;膝髌肿痛,下肢痿痹;目眩,泄泻,身热。

【操作方法】直刺1~1.5寸,或点刺出血3~6滴。

27. 隐白(Yǐnbái,SP1)井穴

【归属】足太阴脾经。

【定位取法】足大趾内侧趾甲根角旁0.1寸。

【功能主治】醒脑开窍、清热利湿、活血化瘀、凉血止血、镇静安神。月经过多,崩漏,带下;便血,尿血;癫狂,多梦,噩梦,小儿惊风;腹满,泄泻;疝气。

【操作方法】浅刺0.1寸。点刺放血3~6滴。直接灸,麦粒灸。

28. 公孙(Gōngsūn,SP4)络穴;八脉交会穴(通于冲脉)

【归属】足太阴脾经。

【定位取法】第1跖骨基底部的前下方,赤白肉际处。

【功能主治】理脾胃、和冲脉。不嗜食,恶心,胃痛,呕吐,腹痛,肠鸣,腹泻,便秘;糖尿病;男女性发育不良,性欲减退,性冷淡,女子月经不调,输卵管不通,宫冷不孕,男子阳痿,遗精,早泄,不射精,逆行射精,精子减少症和不液化症,抗精子抗体阳性。

【操作方法】直刺0.6~1.2寸,或点刺出血3~6滴。可温和灸。

29. 三阴交（Sānyīnjiāo, SP6）

【归属】足太阴脾经。

【定位取法】内踝尖上 3 寸，胫骨内侧面后缘。

【功能主治】补脾益胃、补肝益肾、消积导滞、活血化瘀、调血室、理精宫。纳呆，呕吐，恶心，呃逆，胃痛，泄泻，倦怠嗜卧，肠鸣，腹胀，腹泻，便秘，小儿疳积；月经不调，带下，闭经，妊娠胎动，难产，胞衣不下，产后血晕，子宫脱垂，遗精，阳痿，早泄，不射精，逆行射精，阳缩，睾丸肿痛；尿频，尿急，尿痛，尿血，尿浊，遗尿，小便不利、阴茎痛；心悸，失眠，健忘，高血压；下肢痿软、麻木、疼痛；阴虚诸症；水肿，糖尿病。

【操作方法】沿胫骨后缘向后斜刺 1~1.5 寸，有放电麻窜感。点刺出血 3~6 滴。温和灸，瘢痕灸。孕妇禁针。

30. 阴陵泉（Yīnlíngquán, SP9）合穴

【归属】足太阴脾经。

【定位取法】在小腿内侧，当胫骨内侧髁后下方凹陷处。

【功能主治】健脾益胃、温肾益肾、清热利湿、养阴生津、开窍息风。腹胀，腹泻，水肿，黄疸，小便不利；膝痛；月经不调，带下，闭经，妊娠胎动，难产，胞衣不下，产后血晕，子宫脱垂，遗精，阳痿，早泄，不射精，逆行射精，阳缩，睾丸肿痛；尿频，尿急，尿痛，尿血，尿浊，遗尿，小便不利，阴茎痛；高血压眩晕，头痛。

【操作方法】直刺 1~2 寸，或点刺出血 3~6 滴。

31. 血海（Xuèhǎi, SP10）

【归属】足太阴脾经。

【定位取法】屈膝，在大腿内侧，髌底内侧端上 2 寸，当股四头肌内侧头的隆起处。简便取穴法：以医者右手掌心放于患者左侧髌骨上，拇指和其余四指成 45°角，其余四指在膝盖的上方，拇指尖顶端即是该穴。对侧取法仿此。

【功能主治】祛风清热、调和气血、宣通下焦、活血化瘀。阴痒，月经不调，痛经，经闭；荨麻疹，湿疹，丹毒。

【操作方法】直刺 1~1.5 寸，或点刺出血 3~6 滴。拔罐。

或点刺放血加拔罐。

32. 胆囊（Dǎnnáng,EX–LE6）

【归属】经外奇穴。

【定位取法】在小腿外侧上部,当腓骨小头前下方凹陷处（阳陵泉）直下 2 寸。

【功能主治】清热利湿、疏肝利胆、活血化瘀止痛。急慢性胆囊炎,胆石症,胆绞痛,胆道蛔虫症;下肢的痿、痹、麻木不仁。

【操作方法】直刺 1～2 寸,或点刺出血 3～6 滴;温和灸。

33. 阑尾（Lánwěi,EX–LE7）

【归属】经外奇穴。

【定位取法】在小腿前侧上部,当犊鼻下 5 寸,胫骨前缘旁开一横指。

【功能主治】活血化瘀、消炎止痛。急慢性阑尾炎;消化不良;下肢痿、痹、麻木不仁。

【操作方法】直刺 1.5～2 寸,或点刺出血 3～6 滴;温和灸。

34. 气端（Qìduān,EX–LE12）

【归属】经外奇穴。

【定位取法】在足十趾尖端,距趾甲游离缘 0.1 寸（指寸）,左右共十穴。

【功能主治】醒脑开窍、通经苏厥。中风急救、足趾麻木、脚背红肿、疼痛。

【操作方法】直刺 0.1～0.2 寸,留针 30 分钟,或点刺出血 3～6 滴。

35. 遗尿穴（Yíniàoxuè）

【归属】经外奇穴。

【定位取法】位于双足小趾底部第一横纹中点处。

【功能主治】固精缩尿、益肾止遗。小儿遗尿,遗精,前列腺增生症,前列腺炎。

【操作方法】直刺 0.1～0.2 寸;温和灸;点刺出血 3～6 滴。

第三章
常见病症刺血疗法

第一节 内科疾病

一、感冒

感冒是由呼吸道病毒引起的一种自愈性疾病,其中以冠状病毒和鼻病毒为主要致病病毒。临床表现以鼻塞、头痛、恶寒发热、全身不适,甚或咳嗽、喘息为其特征。四季均可发病,尤以春季多见。

【症状】

感冒属中医学"感冒"、"伤风"的范畴。主要辨证分型如下:

风寒型:恶寒重,发热轻,鼻塞流清涕,口不渴,苔薄白,脉浮或浮紧。

风热型:发热重,恶寒轻,鼻塞流浊涕,口渴,咽痛,苔薄黄,脉浮数。

暑湿型:发热,微恶风,汗出热不退,鼻塞流浊涕,胸闷脘痞,泛恶心烦,口渴黏腻、渴不多饮,苔薄黄腻,脉濡数。

气虚型:恶寒发热,无汗,鼻塞流涕,头痛身楚,咳嗽痰白,咳痰无力,平素神疲体倦,乏力,舌质淡、苔薄白,脉浮无力。

阴虚型:发热,手足心热,微恶风寒,无汗或有汗,或盗汗,头昏心烦,口干,干咳少痰,鼻塞流涕,舌红少苔,脉细数。

【刺血疗法】

[取穴] 大椎、肺俞、风门。发热重加外关、尺泽,咽痛加少

商,痰多加列缺,鼻塞加印堂,暑湿重加委中。(穴位见图 3-1-1)

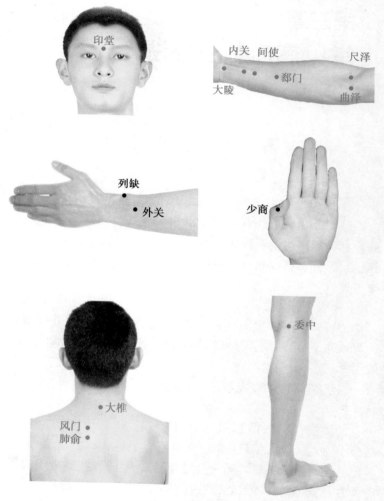

图 3-1-1　感冒取穴

[操作] 大椎、肺俞、风门、委中点刺放血加拔罐,其余每穴点刺出血 3~5 滴。

【按语】

1. 加强身体锻炼,增强卫外能力。

2. 保持室内、外环境卫生和个人卫生,多开窗,使室内空气时常新鲜,并有充足的阳光照射。在感冒流行季节,可用食醋熏蒸法进行室内空气消毒。每立方米空间以食醋 5 ~ 10ml,加水 1 ~ 2 倍稀释后加热,禁闭门窗,每次熏蒸 2 小时,每日或隔日 1 次。

3. 推拿疗法 患者取俯卧位,用小鱼际或掌根顺背部两侧膀胱经各擦 60 次以上,再重点擦大杼、肺俞、肾俞穴各 60 次以上,擦足心涌泉穴 60 次以上。加减:风寒型加推眉弓、攒竹各 20 次,揉按风池、迎香各 20 次,点掐少商、商阳、合谷、曲池;体弱气虚者加点揉足三里、三阴交。

二、肺炎、支气管炎

肺炎是指终末气道,肺泡和肺间质的炎症。临床可表现为发热,呼吸急促,持久干咳,可能有单边胸痛,深呼吸和咳嗽时胸痛,有小量痰或大量痰,可能含有血丝。

支气管炎是指气管、支气管黏膜及其周围组织的慢性非特异性炎症。临床上以长期咳嗽、咳痰或伴有喘息及反复发作为特征。可分为急性支气管炎与慢性支气管炎两类。

【症状】

肺炎、支气管炎属中医学"咳嗽"、"喘证"的范畴。主要辨证分型如下:

风寒犯肺型:咽痒,咳嗽声重,气急,咳痰稀薄色白,鼻塞流清涕,头痛,肢体酸楚,恶寒发热,无汗,苔薄白,脉浮紧。

风热犯肺型:咳嗽频剧,气粗,或咳声嘎哑,咳痰不爽,痰黏稠或稠黄,喉燥咽痛,口渴,鼻流黄涕,头痛,肢体酸楚,恶风身热,苔薄黄,脉浮数或浮滑。

风燥伤肺型:干咳,咽喉干痛,唇鼻干燥,口干,无痰或痰少而粘连成丝,鼻塞、头痛、微寒、身热,舌质红干而少津,苔薄白或薄黄,脉浮数。

痰浊阻肺型:咳嗽反复发作,咳声重浊,痰黏腻,或稠厚成块,痰多易咳,早晨或食后咳甚痰多,进甘甜油腻物加重,胸闷脘痞,呕恶,食少,体倦,大便时溏,苔白腻,脉濡滑。

痰热郁肺型:咳嗽气息粗促,或喉中有痰声,痰多,质黏稠色黄,或有腥味,难咯,咯吐血痰,胸胁胀满,咳时引痛,苔薄黄腻,质红,脉滑数。

寒饮伏肺型:咳逆喘满不得卧,痰吐白沫量多,经久不愈,素伏而不作,遇寒即发,发则寒热,背痛,腰痛,苔腻,脉弦紧。

肺气虚损型:喘促短气,气怯声低,喉有鼾声,咳声低弱,痰吐稀白,自汗畏风,咳呛,痰少质黏,烦热口渴,咽喉不利,面颧潮红,苔剥,脉细数。

肺肾阴虚型:喘咳日久,面红烦躁,口咽干燥,足冷,汗出如油,舌红少津,脉细。

肾虚不纳型:喘促日久,呼多吸少,气不得续,动则喘甚,小便常因咳甚而失禁或尿后余沥,形瘦神疲,汗出肢冷,面唇青紫,或有跗肿,舌淡苔薄,脉沉弱。

【刺血疗法】

[取穴] 尺泽、鱼际、丰隆。发热加大椎,咽痛加少商,久咳、咳痰不爽加肺俞、膏肓,虚证加肺俞、脾俞、肾俞。(穴位见图3-1-2)

[操作] 尺泽、鱼际、丰隆、大椎、肺俞点刺放血加拔罐,膏肓加灸20分钟,少商刺血3~5滴或血变为止;虚证时肺俞、脾俞、肾俞拔罐,留罐5~10分钟。

【按语】

1.改善环境卫生,消除烟尘和有害气体的危害,加强劳动保护;抽烟者应戒烟;积极锻炼身体,增强体质,提高抗病能力。

2.忌食辛辣、香燥、肥甘厚味及寒凉之品;保持心情舒畅,避免性情急躁、郁怒化火伤肺。

3.发病后注意休息,清淡饮食,多饮水,轻叩胸部,以利排痰。

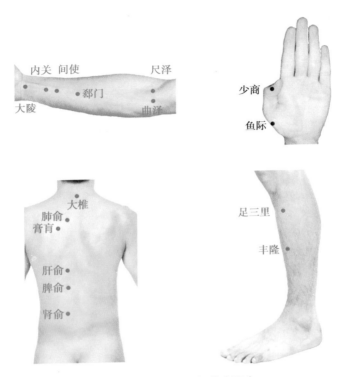

图 3-1-2 肺炎、支气管炎取穴

三、支气管哮喘

支气管哮喘简称哮喘,是一种由肥大细胞、嗜酸性粒细胞、淋巴细胞等多种炎症细胞介导的气道性炎症。临床上可分为急性发作期、慢性持续期和临床缓解期。急性发作期可出现呼吸困难,以呼气困难为主,往往不能平卧,呈端坐样呼吸困难,喘鸣音响亮等症状。慢性持续期是指每周均不同频度和(或)不同程度出现喘息、气急、胸闷、咳嗽等症状;临床缓解期系指经过治疗或未经治疗症状、体征消失,肺功能恢复到急性发作前水平,并维持 3 个月以上。

【症状】

支气管哮喘属中医学"哮病"的范畴。主要辨证分型如下：

冷哮型：呼吸急促，喉中哮鸣如水鸡声，胸膈满闷如塞，咳不甚，咳痰量少，痰色白、稀薄而有泡沫，或呈黏沫状，面色晦滞带青，形寒怕冷，口不渴，或渴喜热饮，天冷或受寒易发，苔白滑，脉弦紧或浮紧。

热哮型：喘而气粗息涌，喉中痰鸣如吼，胸高胁胀，咳呛阵作，咳痰黏浊稠厚，排吐不利，或黄或白，烦闷不安，汗出，面赤，口苦，口渴喜饮，不恶寒，舌质红，苔黄腻，脉滑数或弦滑。

寒包热哮型：喉中哮鸣有声，呼吸急促，喘咳气逆，发热，恶寒，无汗，头身痛，脉弦紧；或见烦躁，口干欲饮，便干，舌苔白腻微黄；或见胸膈烦闷，咳痰不爽，痰黏色黄，或黄白相间，舌边尖红，脉弦紧。

风痰哮型：起病多急，喉中痰涎壅盛，声如拽锯，或鸣声如吹哨笛，咳痰黏腻难出，或为白色泡沫痰液，喘急胸满，或胸部憋塞，但坐不得卧，无明显寒热倾向，面色青黯，舌苔厚浊，脉滑实。

肺脾气虚型：平时自汗怕风，易于感冒，每因气候变化而诱发，发前喷嚏，鼻塞流清涕，气短声低，咳痰清稀色白，喉中常有哮鸣音，面色㿠白，舌淡苔白，脉象虚细。

肺肾两虚型：平素短气喘息，动则为甚，吸气不利，痰吐起沫，或痰少质黏，心悸，脑转耳鸣，腰酸腿软，心慌，劳累后易发，或畏寒肢冷，自汗，面色苍白，舌淡苔白，质胖嫩，脉沉细。

【刺血疗法】

[取穴] 膻中、肺俞、膈俞。发热加大椎，痰多加脾俞、丰隆，久病加足三里、鱼际、公孙。虚证加肺俞、心俞、肝俞、脾俞、肾俞。（穴位见图3-1-3）

[操作] 膻中、肺俞、膈俞、大椎、丰隆点刺放血加拔罐，鱼际、公孙刺血3~5滴或血变为止。虚证时肺俞、心俞、肝俞、脾俞、肾俞拔罐，留罐3~5分钟。

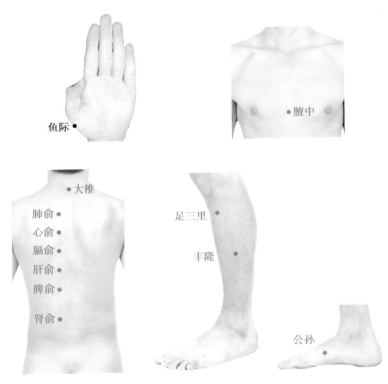

图 3-1-3 支气管哮喘取穴

【按语】

1. 加强体育锻炼,增强体质,提高耐寒能力和机体抗御外邪能力。坚持用冷水洗脸、洗手,睡前按摩脚心、手心 10 分钟。

2. 患者应减少对危险因素的接触,如变应原、病毒感染、污染物、烟草烟雾、粉尘、药物等。

3. 敷贴疗法:白芥子、延胡索各 20g,甘遂、细辛各 10g,共为末,和匀,在夏季三伏天、初伏、中伏、末伏第 1 天用姜汁调敷肺俞、膏肓、天突、膻中,4 小时去之。

四、原发性高血压

原发性高血压是一种以体循环动脉压增高为主要特点的临床综合征,可导致心、脑、肾、视网膜等脏器的损害。临床以静息状态下动脉收缩压和(或)舒张压增高(即 ≥ 140/90mmHg)为诊断标准。

【症状】

原发性高血压属于中医学"眩晕"、"头痛"的范畴。主要辨证分型如下:

肝阳上亢型:眩晕,耳鸣,头目胀痛,口苦,失眠多梦,遇烦劳郁怒而加重,甚则仆倒,颜面潮红,急躁易怒,肢麻震颤,舌红苔黄,脉弦或数。

气血亏虚型:头痛隐隐,时时眩晕,动则加剧,劳累即发,面色苍白,神疲乏力,倦怠懒言,唇甲不华,发色不泽,惊悸少寐,纳少腹胀,舌淡苔薄白,脉细弱。

肾精不足型:头痛且空,眩晕日久不愈,精神萎靡,腰酸膝软、滑泄,少寐多梦,健忘,耳鸣,齿摇,颧红咽干,五心烦热,舌红少苔,脉弱尺甚;两目干涩,视力减退,或遗精,舌红少苔,脉细数;面色苍白,形寒肢冷,舌淡苔白,脉沉迟。

痰湿中阻型:眩晕,头重昏蒙,或伴视物旋转,胸闷恶心,食少多寐,舌苔白腻,脉濡滑。

瘀血阻窍型:头痛经久不愈,痛处固定不移,眩晕,兼见健忘,失眠,心悸,精神不振,耳鸣耳聋,面唇紫黯,舌黯有瘀斑,脉涩或细涩。

【刺血疗法】

[取穴] ①印堂、太阳、耳尖、督脉;②大椎、委中;③耳背血络。(穴位见图 3-1-4)

[操作] 三组穴位交替使用,印堂、太阳、耳尖点刺放血3~5滴,督脉、大椎、委中点刺放血加拔罐;耳背血络点刺出血,量可大些。

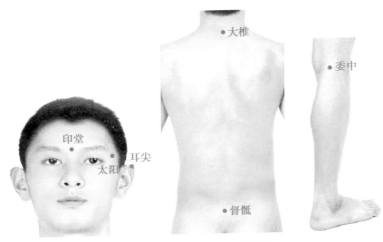

图 3-1-4 原发性高血压取穴

【按语】

1. 患者应减轻体重,养成低盐、低糖、低脂的饮食习惯,增加运动量,避免过劳、疲倦,禁烟少酒,控制情绪,节制性生活。

2. 即刻降压效果较好。定期测量血压,养成记录血压的习惯,出现高血压症状及时到医院就诊。

3. 醋浸花生米　食醋 250g,放入 250g 花生米,使花生米全部浸渍于食醋中,密封浸渍 1 周后食用。每天取花生米 40 粒嚼服,2 周为 1 个疗程。

五、冠心病、心律失常

冠心病是由于脂质代谢异常,导致冠状动脉粥样硬化病变发生,造成冠状动脉管腔狭窄或阻塞,使血流受阻,导致心肌缺血缺氧的心脏病。多数患者可伴有心绞痛,发作时心前区疼痛,常放射至左肩、左臂内侧达无名指和小指,有时也可发生颈、咽或下颌部不适;胸痛常为压迫、发闷或紧缩性,也可有烧灼感;疼痛一般持续 3～5 分钟后会逐渐缓解,舌下含服硝酸甘油也能在几分钟内使之缓解。

心律失常指心律起源部位、心搏频率与节律以及冲动传导等任一项异常。

【症状】

冠心病、心律失常属于中医学"心悸"、"胸痹"、"真心痛"的范畴。主要辨证分型如下：

心虚胆怯型：心悸,善惊易恐,坐卧不安,多梦易醒,恶闻声响,食少纳呆,苔薄白,脉细略数或细弦。

心血不足型：心悸气短,失眠多梦,面色无华,头晕目眩,纳呆食少,倦怠乏力,腹胀便溏,舌淡红,脉细弱。

寒凝心脉型：胸闷气短,动则尤甚,甚则猝然心痛如绞,心痛彻背,喘不得卧,形寒肢冷,面色㿠白,舌淡苔白,脉象虚弱或沉细无力。

水饮凌心型：心悸胸痛,眩晕,胸闷痞满,恶心呕吐,流涎,渴不欲饮,小便短少,下肢浮肿,形寒肢冷,舌淡胖,苔白滑,脉象弦滑或沉细而滑。

瘀阻心脉型：心悸不安,胸闷不舒,心痛时作,痛如针刺,或心痛彻背、背痛彻心,或痛引肩背,唇甲青紫,舌质紫黯,或有瘀斑,脉涩或结或代。

痰火扰心型：心悸时作时止,受惊易作,烦躁不安,失眠多梦,痰多、胸闷、食少、泛恶,口干口苦,大便秘结,小便短赤,舌红,苔黄腻,脉弦滑。

痰浊闭阻型：胸闷重而心痛微,痰多气短,肢体沉重,形体肥胖,遇阴雨天诱发或加重,倦怠乏力,纳呆便溏,咯吐痰涎,舌体胖大边有齿痕,苔浊腻或白滑,脉弦涩。

气滞心胸型：心胸满闷,隐痛阵作痛无定处,遇情志不遂时诱发或加剧,脘胀嗳气,时欲太息,或得嗳气、矢气则舒,苔薄或薄腻,脉细弦。

气阴两虚型：心悸不安,心胸隐痛,时作时止,心悸气短,动则尤甚,伴倦怠乏力,声低气微,面色苍白,易于汗出,舌淡红,舌

72

体胖且边有齿痕,脉细缓或结代。

心肾阴虚型:心悸易惊,心痛憋闷时作,虚烦不眠,腰膝酸软,头晕耳鸣,口干便秘,舌红少津,苔薄或剥,脉细数或结代。

正虚阳脱型:心胸绞痛,胸中憋闷,或有窒息感,喘促不宁,心慌,面色㿠白,大汗淋漓,烦躁不安,或表情淡漠,重则神识昏迷,四肢厥冷,口开目合,手撒遗尿,脉疾数无力,或脉微欲绝。

【刺血疗法】

[取穴] ①至阳、神道、灵台、心俞、厥阴俞、内关;②曲泽、委中。四肢厥冷加神阙。(穴位见图 3-1-5)

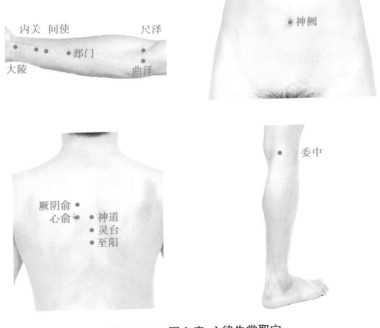

图 3-1-5 冠心病、心律失常取穴

[操作] 两组穴位交替使用。至阳、灵台、心俞、厥阴俞、内关点刺放血 3 ~ 5 滴或血变为止,可加用火罐,每周治疗 2 次;曲

泽、委中点刺放血加拔罐,每周治疗 1 次。神阙用灸法或闪罐法
3~5 分钟。

【按语】

1. 保持心情愉快,精神乐观,情绪稳定,避免精神刺激。饮
食宜营养丰富而易消化,低脂、低盐饮食,忌过饥、过饱,忌食辛
辣炙煿、肥甘厚味之品。

2. 生活、工作有规律,注意寒温交错,劳逸结合,重症卧床休
息,吸氧;同时节制性生活。

3. 人参粥 人参 3g、茯苓 10g、麦冬 5g,水煎取汁,加入大
米 100g、红糖 15g,共煮粥,分 2 次服食,10~15 天为 1 个疗程。

六、甲状腺功能亢进症

甲状腺功能亢进症,简称甲亢,是由多种原因导致甲状腺
过多分泌甲状腺激素,引起以神经、循环、消化等系统兴奋性增
高和代谢亢进为主要表现的一种综合征。临床可见甲状腺肿
大、食欲亢进、体重减轻、心动过速;常伴情绪容易激动、怕热、出
汗、手抖等症状。

【症状】

甲状腺功能亢进症属中医学"瘿病"、"瘿气"的范畴。主要
辨证分型如下:

气郁痰阻型:颈前喉结两旁无明显异常,或结块肿大,质软
不痛,颈部觉胀,胸闷,喜太息,或兼胸胁窜痛,病情随情志波
动,苔薄白,脉弦。

痰结血瘀型:颈前喉结两旁无明显异常,或结块肿大,按之
较硬或有结节,肿块经久未消,胸闷,纳差,舌质黯或紫,苔薄白
或白腻,脉弦或涩。

肝火旺盛型:颈前喉结两旁无明显异常,或轻度或中度肿大
突出,手指颤抖,面部烘热,口苦,烦热,容易出汗,性情急躁易
怒,眼球凸出,舌质红,苔薄黄,脉弦数。

心肝阴虚型:颈前喉结两旁无明显异常,或有结块,或大或

小,质软,病起较缓,眼干,目眩,心悸不宁,心烦少寐,易出汗,手指颤动,倦怠乏力,舌质红,苔少或无苔,脉弦细数。

【刺血疗法】

[取穴] 太阳、尺泽、丰隆。情绪容易激动加太冲,心悸失眠加少海,食欲旺盛加冲阳。(穴位见图3-1-6)

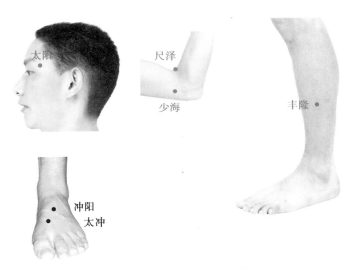

图3-1-6　甲状腺功能亢进症取穴

[操作] 以上每穴点刺出血3～5滴或血变为止,可加用火罐。

【按语】

1. 甲亢患者,少食含碘食物,如海带、紫菜等海产品,尤其在妊娠期和哺乳期;并注意饮食营养,多食新鲜蔬菜,少进肥腻、辛辣之品;戒绝烟酒,平时宜保持心情舒畅,控制情绪,少急躁、生气,节制性生活。

2. 多吃高热量、高蛋白、富含维生素的食物,多补充丢失的水分。

3. 佛手粥　佛手9g、海藻15g、粳米60g,红糖适量。将佛手、

海藻用适量水煎汁去渣后,再加入粳米、红糖煮成粥。每日 1 剂,
10 ~ 15 天为 1 个疗程。

4. 甲状腺功能减退者可以参照本节治疗。

七、糖尿病

糖尿病是由遗传因素、免疫功能紊乱、微生物感染及其毒
素、自由基毒素、精神因素等各种致病因子作用于机体导致胰岛
功能减退、胰岛素抵抗等而引发的糖、蛋白质、脂肪、水和电解质
等一系列代谢紊乱综合征,临床上以高血糖为主要特点,典型病
例可出现多尿、多饮、多食、消瘦等表现,即"三多一少"症状,并
发症可导致肾、眼、足等部位的衰竭病变。

【症状】

糖尿病属中医学"消渴"的范畴。主要辨证分型如下:

肺热津伤型(上消):口渴多饮,口舌干燥,尿频量多,烦热多
汗,舌边尖红,苔薄黄,脉洪数。

胃热炽盛型(中消):多食易饥,口渴,尿多,形体消瘦,大便
干燥,苔黄,脉滑实有力。

气阴亏虚型(中消):口渴引饮,能食与便溏并见,或饮食减
少,精神不振,四肢乏力,体瘦,舌质淡,苔白而干,脉弱。

肾阴亏虚型(下消):尿频量多,混浊如脂膏,或尿甜,腰膝
酸软,乏力,头晕耳鸣,口干唇燥,皮肤干燥,瘙痒,舌红苔少,
脉细数。

阴阳两虚型(下消):小便频数,混浊如膏,甚至饮一溲一,面
容憔悴,耳轮干枯,腰膝酸软,四肢欠温,畏寒肢冷,阳痿或月经
不调,舌淡苔白而干,脉沉细无力。

【刺血疗法】

[取穴] ①养老、胰俞、三阴交、太冲;②中脘、关元、大横、
神阙、章门、肺俞、心俞、肝俞、脾俞、肾俞。周围神经病变加十宣,
眼底病变加光明。(穴位见图 3-1-7)

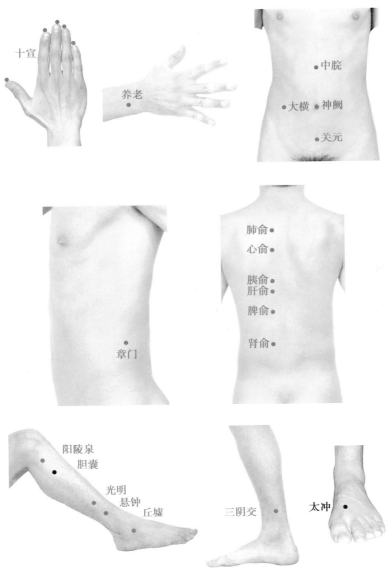

图 3-1-7 糖尿病取穴

[操作] 养老、胰俞、三阴交、太冲、十宣,以上每穴点刺出血3~5滴或血变为止,胰俞加用火罐。中脘、关元、大横、神阙、章门、肺俞、心俞、肝俞、脾俞、肾俞,腹部和背腰部穴位交替拔罐,留罐5~8分钟。

【按语】

1. 在保证机体合理需要的情况下,患者应限制主食、油脂的摄入,忌食糖类,饮食宜以适量米、麦、杂粮,配以蔬菜、豆类、瘦肉,鸡蛋等,定时定量进餐。

2. 保持情志平和,制定并实施有规律的生活起居制度;戒烟酒、浓茶及咖啡等,节制性生活。

3. 丝瓜木耳汤　丝瓜100g、白木耳10g,将丝瓜、白木耳洗净,炖汤饮食,可加适量调味品。每日1剂,10~15天为1个疗程。

八、高脂血症

高脂血症是指脂肪代谢或运转异常使血浆一种或多种脂质高于正常的一种全身性疾病,以血中总胆固醇(TC)和(或)甘油三酯(TG)过高或高密度脂蛋白胆固醇(HDL-C)过低为诊断标准。轻度患者无明显感觉,重度患者可有头晕目眩、头痛、胸闷、气短、心慌、胸痛、乏力等症状。

【症状】

高脂血症属中医学"痰浊"、"瘀血"的范畴。主要辨证分型如下:

痰湿内阻型:头晕胀痛,胸脘痞闷,甚则呕恶痰涎,身沉肢重,乏力倦怠,舌淡,苔白滑腻,边有齿痕,脉濡滑。

气滞血瘀型:性情抑郁,情绪不宁,善叹息,伴胸闷,少腹或胁肋胀痛,脘痞嗳气,泛酸苦水。妇女可见月经不调,经前乳胀、腹痛,舌淡,苔薄白或有瘀点,脉弦或涩。

肝肾阴虚型:眩晕,耳鸣,头痛,肢麻,腰膝酸软,口咽干燥,五心烦热,健忘难寐,舌红少苔,脉细数。

脾肾阳虚型:形神衰退,头昏头晕,耳鸣,齿摇,腰膝酸软,形寒怕冷,手足欠温,腹胀纳呆,肠鸣便溏,阳痿滑精,舌体淡胖,边有齿印,苔中根白腻,脉象沉细而迟。

【刺血疗法】

[取穴]　①中脘、关元、大横、神阙、章门;②肺俞、心俞、肝俞、脾俞、肾俞;③大椎、丰隆、曲泽、委中、血海。(穴位见图3-1-8)

[操作]　三组穴位交替使用,点刺放血加拔罐,每周1次,2个月为1个疗程。

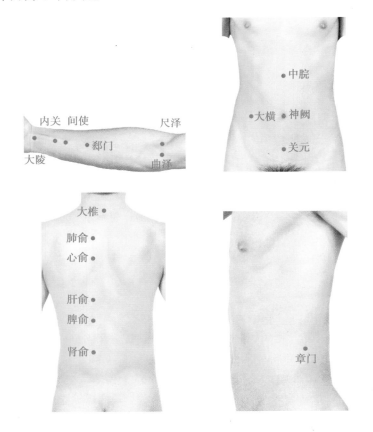

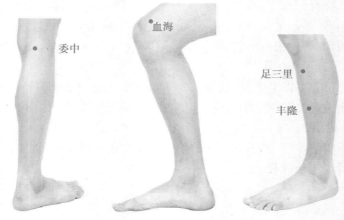

图 3-1-8　高脂血症取穴

【按语】

1. 限制高脂肪食品的摄入,严格选择胆固醇含量低的食品,如蔬菜、豆制品、瘦肉、海蜇等,尤其是多吃含纤维素多的蔬菜,可以减少肠内胆固醇的吸收。

2. 情绪紧张、过度兴奋,可引起血中胆固醇及甘油三酯含量增高,故应避免过度紧张、忧郁,保持积极乐观的情绪。

3. 田三七粥　田三七粉 3g,粳米 50g,白糖适量。粳米加水适量,煮至粥成,入三七粉和白糖,稍煮即可。每日 1 剂,10～15天为 1 个疗程。

九、神经性呕吐

神经性呕吐是胃神经症的主要症状之一,是由于高级神经功能紊乱所引起的胃肠功能失调,但无器质性病变。现代医学认为,本病的发病与不良的精神刺激及饮食失调等有关。

本病主要表现为反复不自主的呕吐发作,一般发生在进食完毕后,出现突然喷射状呕吐,无明显恶心及其他不适,不影响食欲,呕吐后可进食,多体重不减轻,无内分泌紊乱现象,常具有癔病性格。

【症状】

神经性呕吐属于中医学"呕吐"的范畴。主要辨证分型如下：

肝气犯胃型:呕吐或干呕,吞酸嗳气频作,郁闷不舒,烦躁易怒或悲伤欲泣,胸胁胀满,胃脘不适,每遇刺激或情绪波动则症情加剧,舌淡苔薄或薄腻,脉弦。

脾胃虚弱型:呕吐时作时止,厌食,神疲乏力,气短懒言,面色萎黄,肌体消瘦,口淡,食后腹胀,舌淡苔白,脉濡缓。

邪浊扰胃型:情志不畅,突然呕吐量多且猛烈,吐后胃脘轻度不适,胸脘满闷,可伴发热恶风,头身酸痛,舌淡,苔薄白腻,脉浮滑。

痰饮内停型:呕吐清水痰涎,脘闷痞塞,不思饮食,肠间漉漉有声,可见身形肥胖,时伴有头晕目眩,心悸,夜寐不安,舌淡,苔白腻或水滑,脉弦滑。

肾气亏虚型:呕吐日久,日渐消瘦,呕吐时作,面色苍白,形寒肢冷,腰膝酸软,精神疲惫,健忘,舌质淡胖边有齿印,苔白腻,脉沉细迟。

【刺血疗法】

[取穴] ①中脘、内关、足三里、太冲;②肝俞、丰隆、公孙、脾俞、胃俞。(穴位见图3-1-9)

[操作] 第一组穴位点刺放血,每穴3~5滴或血变为止,可加用火罐;神阙用灸法。第二组穴位点刺放血加拔罐,每周1次。

【按语】

1. 养成良好的生活习惯,起居有常,避免风、寒、暑湿秽浊之邪的入侵。

2. 保持心情舒畅,避免精神刺激。

3. 姜苏饮　生姜3片、紫苏6g,共煎水,代茶饮。

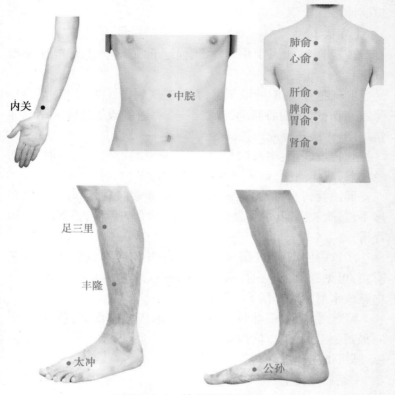

图 3-1-9　神经性呕吐取穴

十、慢性胃炎

慢性胃炎是由各种病因引起的胃黏膜慢性炎症。由幽门螺杆菌引起的慢性胃炎多数患者无症状;有症状者表现为上腹痛或不适、上腹胀、早饱、嗳气、恶心等消化不良症状。

【症状】

慢性胃炎属于中医学"胃脘痛"、"痞满"、"呕吐"的范畴。主要辨证分型如下:

脾胃虚寒型:脘痛绵绵,胀满不舒,喜热喜按,泛吐清水,神倦乏力,手足不温,大便多溏,面色㿠白,舌质淡、苔薄白,脉沉细或弱。

胃热炽盛型:胃脘急迫或痞满胀痛,嘈杂吐酸,心烦,口苦或口臭或口黏,舌质红,苔黄或腻,脉数。

肝胃气滞型:胃脘痞胀、疼痛或牵引胁背,嗳气频作,口苦,恶心,泛酸,苔薄白,脉弦。

瘀阻胃络型:脘痛如针刺或刀割,痛有定处且拒按,或伴大便色黑,舌质紫黯,脉涩。

胃阴亏虚型:脘痛隐作,灼热不适,嘈杂似饥,食少口干,大便干燥,舌红少津,脉细数。

【刺血疗法】

[取穴] ①中脘、内关、足三里。疼痛剧烈加至阳或灵台,嗳气、泛酸加太冲,胁痛、口苦加阳陵泉,便溏加神阙;②肝俞、胆俞、脾俞、胃俞。(穴位见图 3-1-10)

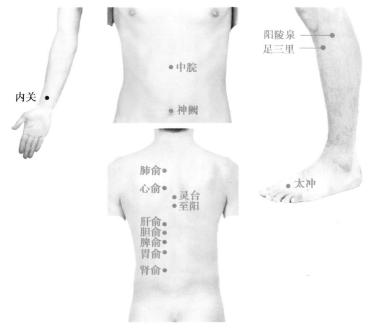

图 3-1-10　慢性胃炎取穴

[操作] 第一组穴位点刺放血,每穴 3~5 滴或血变为止,可加用火罐;神阙用灸法。第二组穴位点刺放血加拔罐,每周1次。

【按语】

1. 胃炎的饮食原则上应清淡、对胃黏膜刺激小的为主,应饮食规律,勿过饥过饱,少食多餐,食物中注意糖、脂肪、蛋白质的比例,注意维生素等身体必需营养素的含量;戒烟戒酒,少饮刺激性饮料。

2. 调畅情志,避免不良情绪的影响。

3. 橘皮粥 鲜橘皮 25g,粳米 50g。鲜橘皮洗净后,切成块,与粳米共同煮熬,待粳米熟后食用。每日 1 次,早餐食用,10~15 天为 1 个疗程。

十一、消化性溃疡

消化性溃疡指发生于胃和十二指肠的慢性溃疡。主要临床表现为慢性、周期性、节律性的上腹部疼痛。

【症状】

消化性溃疡属中医学"胃脘痛"、"心下痛"的范畴。主要辨证分型如下:

肝胃气滞型:胃脘胀痛,攻窜两胁,嗳气频繁,矢气痛减,或大便不爽,胃痛每因情志因素发生而加重,舌苔薄白,脉弦。

脾胃虚寒型:胃痛隐隐,喜暖喜按,遇冷或劳累后加重,空腹痛甚,得食痛减,泛吐清水,纳差,四肢倦怠,手足不温,大便溏薄,舌淡苔白,脉虚弱或迟缓。

胃阴不足型:胃脘隐痛,似饥而不欲食,口燥咽干,五心烦热,消瘦乏力,口渴思饮,大便干结,舌红少津,脉细数。

肝胃郁热型:胃脘灼痛,痛势急迫,烦躁易怒,嘈杂泛酸,口干口苦,大便干结,小便短赤,舌红苔黄,脉弦数。

瘀血停滞型:胃脘疼痛,痛如针刺,入夜尤甚,按之痛甚,或见吐血黑粪,舌质紫黯或有瘀斑,脉涩。

【刺血疗法】

[取穴] ①中脘、天枢、内关、公孙、承山。疼痛剧烈加至阳或灵台,消化不良加天枢,消化道出血加膈俞;②肺俞、心俞、肝俞、脾俞、肾俞、大肠俞、小肠俞。(穴位见图 3-1-11)

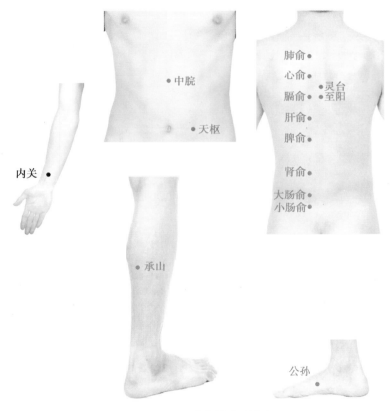

图 3-1-11　消化性溃疡取穴

[操作] 两组穴位交替使用。第一组穴位每穴点刺出血 3～5 滴或血变为止,可加用火罐。第二组穴位点刺放血加拔罐,每周 1 次。

【按语】

1. 饮食应定时定量,少量多餐,每天 5 ~ 7 餐;避免刺激性食物:如咖啡、浓茶、烈酒等,必须戒烟;选择营养价值高、细软易消化的食物,如牛奶、鸡蛋、豆浆、鱼、瘦肉等。

2. 一些药物如阿司匹林、保泰松、糖皮质激素等可致溃疡的形成,应在医生的指导下使用。

3. 薏米扁豆粥 薏苡仁 30g,白扁豆 30g,山药 30g,粳米 100g,加水煮成粥,每天早、晚食用。每日 1 剂,分 2 次热服,10 ~ 15 天为 1 个疗程。

十二、急性胃肠炎

急性胃肠炎是胃肠黏膜的急性炎症,临床表现主要为恶心、呕吐、腹痛、腹泻、发热等。本病常见于夏秋季,其发生多由于饮食不当,暴饮暴食;或食入生冷腐馊、秽浊不洁的食物而引起。

【症状】

急性胃肠炎属中医学"霍乱"的范畴。主要辨证分型如下:

寒湿困脾型:肢体困倦而重,或头重如裹,或恶寒身热,胸闷腹胀,纳食不香,口中黏淡无味,大便溏,或有形寒,舌质淡,苔白腻,脉濡滑或濡缓。

湿热中阻型:四肢困重,脘痞似痛,口苦黏腻,渴不欲饮,纳呆,小便黄少,大便不爽,或有发热,汗出而热不退,舌质红,苔黄腻,脉濡数。

饮食积滞型:脘腹胀满,疼痛拒按,或见发热,嗳腐吞酸,厌食,腹痛而泻,臭如败卵,泻后痛减,或大便秘结,苔厚腻,脉滑实。

【刺血疗法】

[取穴] 曲泽、大肠俞、委中。胃脘痛加至阳,腹痛加天枢,呕吐加内关,发热加曲池。(穴位见图 3-1-12)

[操作] 以上每穴点刺出血 3 ~ 5 滴或血变为止,曲泽、委中点刺放血加拔罐。

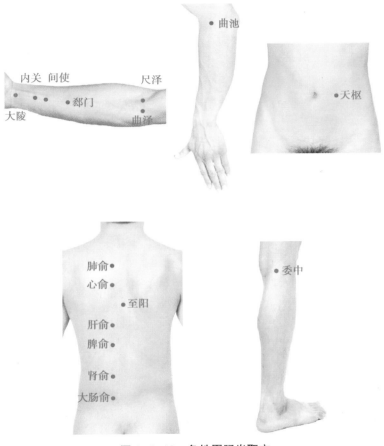

图 3-1-12　急性胃肠炎取穴

【按语】

1. 急性期患者常有呕吐、腹泻等症状,失水较多,因此需补充液体,可供给鲜果汁、藕粉、米汤、蛋汤等流质食物,多饮温开水、淡盐水。

2. 为避免胃肠道发酵、胀气,急性期应忌食牛肉、地瓜等易产气食物,并尽量减少蔗糖的摄入,忌食高脂肪的油煎、炸及熏、腊的鱼肉,含纤维素较多的蔬菜、水果,刺激性强的饮料、食物和调味品等。

3. 砂仁粳米粥　粳米 60g,砂仁细末 5g。将粳米加水煮粥,待熟后调入砂仁末,再煮沸 1 小时后即可,早晚服用。每日 1 剂,分 2 次热服,10～15 天为 1 个疗程。

十三、慢性腹泻

慢性腹泻是指排便次数明显超过平日习惯的频率,粪质稀薄,每日排粪量超过 200g,或含未消化食物或脓血,其病程在 2 个月以上者。

【症状】

慢性腹泻属中医学"泄泻"的范畴。主要辨证分型如下:

脾虚湿盛型:腹泻日久不愈,甚则完谷不化,食欲减退,食后胃闷不舒,稍进油腻食物,则排便次数明显增加,疲倦乏力,舌质胖大甚或有齿痕,脉沉。

肝郁脾虚型:腹泻日久,胸胁胀痛不舒、嗳气、纳差,常因情绪起伏而诱发,舌淡红,脉弦。

脾肾阳虚型:清晨发作,伴有腹痛、肠鸣,一般泻后疼痛减轻,四肢倦怠,手足不温,舌淡苔白,脉沉细。

【刺血疗法】

[取穴] ①天枢、关元、足三里。脾胃虚弱加阴陵泉,胸胁胀满加足临泣,恶寒肢冷加关元;②肺俞、心俞、肝俞、脾俞、肾俞、大肠俞、小肠俞、承山。(穴位见图 3-1-13)

[操作] 两组穴位交替使用。第一组穴位每穴点刺出血 3～5 滴或血变为止,可加用火罐。第二组穴位点刺放血加拔罐,每周 1 次。

【按语】

1. 饮食以清淡、富有营养、易消化的食物为主,可适当服食山药、莲子、山楂、白扁豆、芡实等助消化食物,避免进食生冷不洁及忌食难消化或清肠润滑食物。

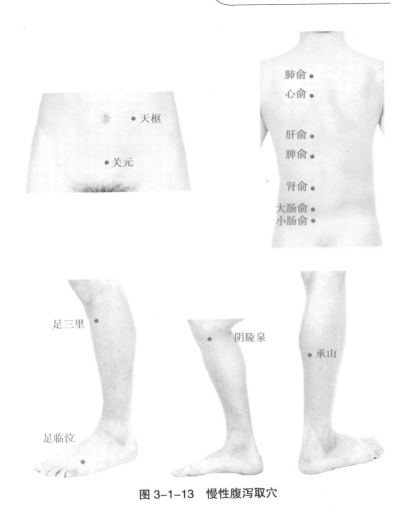

图 3-1-13　慢性腹泻取穴

2. 保持规律的起居习惯,调畅情志,谨防风寒湿邪侵袭。

3. 车前山药粥　山药 30g,车前子 12g。山药切碎,研成细粉,车前子拣去杂质,装入纱布袋内,扎紧袋口,与山药粉一同放入锅中,加清水适量,用小火煮成粥,可作点心食用。每日 1 剂,10 ~ 15 天为 1 个疗程。

十四、胆囊炎

胆囊炎是细菌性感染或化学性刺激(胆汁成分改变)引起的胆囊炎性病变,为胆囊的常见病,可分为急性胆囊炎和慢性胆囊炎两类。急性胆囊炎可表现为右上腹持续性疼痛、阵发性加剧,可向右肩背放射,常伴发热、恶心呕吐等症状;慢性胆囊炎可表现为胆源性消化不良,厌油腻食物、上腹部闷胀、嗳气、胃部灼热等症状。

【症状】

胆囊炎属中医学"胁痛"、"胆胀"的范畴。主要辨证分型如下:

肝郁气滞型:胁肋胀痛,走窜不定,甚则引及右肩背,疼痛每因情志变化而增减,胸闷腹胀,嗳气频作,得嗳气而胀痛稍舒,纳少口苦,舌苔薄白,脉弦。

肝胆湿热型:胁肋胀痛或灼热疼痛,口苦口黏,胸闷纳呆,恶心呕吐,小便黄赤,大便不爽,或兼有身热恶寒,身目发黄,舌红苔黄腻,脉弦滑数。

瘀血阻络型:胁肋刺痛,痛有定处,痛处拒按,入夜痛甚,胁肋下或见有癥块,舌质紫黯,脉沉涩。

肝络失养型:胁肋隐痛,悠悠不休,遇劳加重,口干咽燥,心中烦热,头晕目眩,舌红少苔,脉细弦而数。

【刺血疗法】

[取穴] ①支沟、阳陵泉或胆囊穴;②督俞、膈俞、胰俞、肝俞、胆俞、承山。(穴位见图3-1-14)

[操作] 两组穴位交替使用。第一组穴位每穴点刺出血3~5滴或血变为止,可加用火罐。第二组穴位点刺放血加拔罐,每周1次。

【按语】

1.放血疗法作为辅助疗法。少吃高脂肪类的食物,如猪肉、羊肉、奶油、油炸食物等,可适当摄入优质蛋白,如瘦肉、鸡鸭

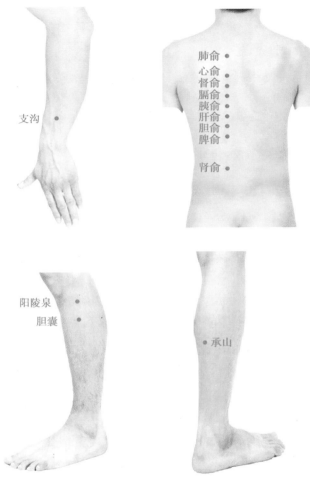

图 3-1-14　胆囊炎取穴

肉、鱼肉、豆制品等。不食油炸鸡蛋等辛辣、肥厚之品。同时保持大便通畅。

2. 注意调畅情志,避免急躁、抑郁等不良情绪的刺激。

3. 乌梅内金蜂蜜饮　鸡内金(研末)100g,乌梅肉 30g,蜂蜜

25g。以蜂蜜调匀即可服用，每日 3 次，每次 20g，白开水冲服。每日 1 剂，10 ~ 15 天为 1 个疗程。

十五、胆石症

胆石症是指胆管或胆囊产生胆石而引起剧烈腹痛、黄疸、发热等症状的疾病。主要临床表现为胆绞痛或上腹痛，恶心呕吐，消化不良，畏寒，发热，甚或黄疸。

【症状】

胆石症属中医学"胁痛"、"黄疸"的范畴。主要辨证分型如下：

肝郁气滞型：胁肋痛或绞痛时牵掣背部疼痛，口苦咽干，心烦易怒，脘腹胀满，不欲饮食，或呃逆嗳气，舌黯红、苔薄白，脉弦。

胆火炽盛型：胁肋及脘腹灼热疼痛，痛连肩背，口苦咽干，恶心，便干，或有黄疸，舌红苔黄干，脉弦滑或弦数。

湿热内蕴型：胁肋胀闷疼痛，背部酸沉疼痛，口苦而黏，泛恶欲呕，厌油腻，周身困倦，大便不畅或便溏，目黄身黄，尿黄，舌红胖、苔黄腻，脉弦滑数。

【刺血疗法】

[取穴] ①耳背静脉，阳陵泉、胆囊穴、太冲或行间；②督俞、膈俞、胰俞、肝俞、胆俞、承山。（穴位见图 3-1-15）

[操作] 两组穴位交替使用。耳背静脉用一次性手术刀划破，放血 3 ~ 5 滴或血变为止；阳陵泉、胆囊穴、太冲或行间点刺放血 3 ~ 5 滴或血变为止。第二组穴位点刺放血加拔罐，每周 1 次。

【按语】

1. 患者不宜吃高胆固醇、易产生气体的食物，如鸡蛋黄、肥肉、动物内脏、马铃薯、甘薯、豆类、洋葱、汽水饮料，以及酸性的果汁、咖啡、可可等。

2. 患者可做腹部按摩，可有效缓解或消除胁痛，取仰卧或

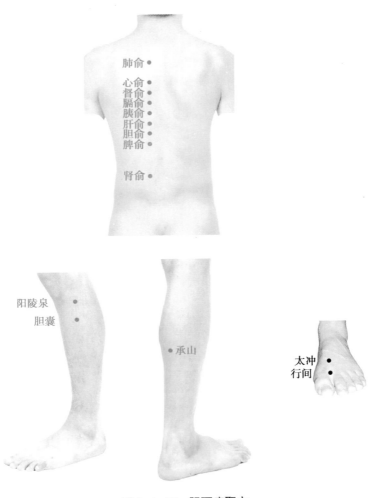

肺俞
心俞
督俞
膈俞
胰俞
肝俞
胆俞
脾俞

肾俞

阳陵泉
胆囊

承山

太冲
行间

图 3-1-15　胆石症取穴

坐位,右手紧贴在右上腹,在前臂和腕关节的带动下,环形连续并有节奏地按摩,方向呈顺时针,用力要均匀,平均每分钟 80～100 次,按摩时间为 15 分钟左右。

3. 鸡胆汁黄瓜藤饮　新鲜鸡胆 1 个,黄瓜藤 100g。黄瓜藤洗净,煎水 100ml,冲服鸡胆汁。每日 1 剂,10 ~ 15 天为 1 个疗程。

十六、膈肌痉挛(呃逆)

膈肌痉挛是指以气逆上冲,喉间呃呃连声,声短而频,令人不能自主为特征的病症,俗称"呃逆"。

【症状】

膈肌痉挛属中医学"呃逆"的范畴。主要辨证分型如下:

胃中寒冷型:呃声沉缓有力,胸膈及胃脘不舒,得热则减,遇寒则甚,口淡不渴,或渴喜热饮,苔白润,脉沉缓。

胃火上逆型:呃声洪亮有力,冲逆而出,口臭烦渴,多喜冷,脘腹满闷,大便秘结,小便短赤,苔黄燥,脉滑数。

气机郁滞型:呃逆连声,抑郁恼怒则发作,情志转舒则稍缓,胸胁满闷,脘腹胀闷,嗳气纳减,肠鸣矢气,苔薄白,脉弦。

脾胃阳虚型:呃声低长无力,气不得续,泛吐清水,脘腹不舒,喜温喜按,面色苍白,手足不温,食少乏力,大便溏薄,舌质淡,苔薄白,脉细弱。

胃阴不足型:呃声短促而不得续,口干舌燥,烦躁不安,不思饮食,或食后饱胀,大便干结,舌质红,苔少而干,脉细数。

【刺血疗法】

[取穴] 攒竹、膈俞、中脘、内关。(穴位见图 3–1–16)

[操作] 攒竹点刺放血 3 ~ 5 滴,膈俞、中脘、内关点刺放血加拔罐。

【按语】

1. 情绪不好会引发膈肌痉挛,其经久不愈会使患者焦躁、烦恼,又会加重膈肌痉挛。患者要保持心情舒畅,心态平衡。

2. 自疗法 将风油精涂于人中穴,并用指端指甲由轻到重按掐之,一日数次。

3. 山楂饮 取生山楂汁15ml,口服,每日2次,1周为1个疗程。

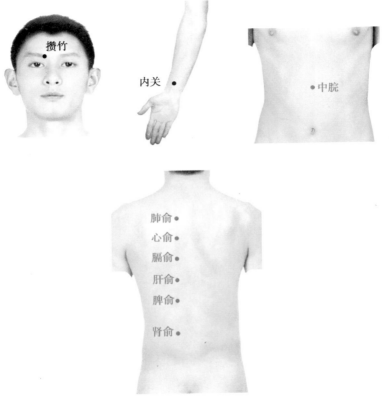

图 3-1-16 膈肌痉挛取穴

十七、尿路感染

尿路感染是指病原体侵犯尿路黏膜或组织引起的尿路炎症。根据感染部位,尿路感染可分为上尿路感染和下尿路感染,前者为肾盂肾炎,后者主要为膀胱炎。临床症状可表现为寒战,发热,尿频、尿急、尿痛等膀胱刺激征,腰痛和(或)下腹部痛。

【症状】

尿路感染属中医学"淋证"的范畴。主要辨证分型如下:

热淋型:小便频数短涩,灼热刺痛,溺色黄赤,少腹拘急胀痛,或有寒热,口苦,呕恶,或有腰痛拒按,或有大便秘结,苔黄腻,脉滑数。

血淋型:小便热涩刺痛,尿色深红,或夹有血块,疼痛满急加剧,或见心烦,舌尖红,苔黄,脉滑数。

气淋型:郁怒之后,小便涩滞,淋沥不宣,少腹胀满疼痛,苔薄白,脉弦。

膏淋型:小便混浊,乳白或如米泔水,上有浮油,置之沉淀,或伴有絮状凝块物,或混有血液、血块,尿道热涩疼痛,尿时阻塞不畅,口干,舌质红、苔黄腻,脉濡。

劳淋型:小便不甚赤涩,溺痛不甚,但淋沥不已,时作时止病程缠绵,遇劳即发,腰膝酸软,神疲乏力,舌质淡,脉细弱。

【刺血疗法】

[取穴] 次髎、中极、阴陵泉、委中。(穴位见图 3-1-17)

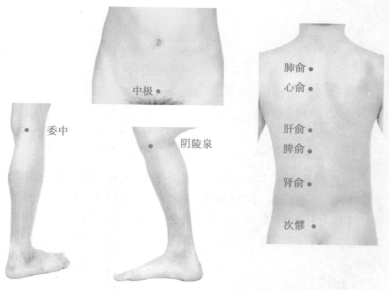

图 3-1-17　尿路感染取穴

[操作] 阴陵泉点刺放血 3 ~ 5 滴或血变为止,次髎、中极、委中点刺放血加拔罐。

【按语】

1. 尿路感染的患者应多饮水,勤排尿,饮水至少 2 升,通过大量尿液的冲洗作用,清除部分细菌。

2. 尿路感染的患者饮食忌酸性食物,如猪肉、牛肉、鸡肉、鸭、蛋类、鲤鱼、牡蛎、虾以及花生、大麦、啤酒等。

3. 芹菜饮 用鲜芹菜 250g,切碎捣烂,拧出汁,煮沸后,每次服 60ml,每日 3 次,10 ~ 15 天为 1 个疗程。

十八、尿石症

尿石症是泌尿系统各部位结石病的总称,是泌尿系统的常见病。根据结石所在部位的不同,分为肾结石、输尿管结石、膀胱结石、尿道结石。主要临床表现可见腰腹绞痛、血尿,或伴有尿频、尿急、尿痛等泌尿系统梗阻和感染的症状。

【症状】

尿石症属中医学"石淋"、"血淋"、"腰痛"的范畴。主要辨证分型如下:

湿热蕴结型:腰或下腹疼痛,痛处觉热或兼重坠,小便混浊黄赤,小便时常伴急迫、灼热等感觉,舌苔白腻或黄腻,脉弦数或滑数。

肝郁气滞型:腰或下腹胀痛,牵引至少腹阴部,多受情绪影响而发作,苔薄白,脉沉弦。

瘀血内阻型:腰或下腹刺痛不移,面色黑或晦暗,小便时夹有血块,疼痛满急加重,舌质紫黯或有瘀点、瘀斑,脉细涩。

脾肾不足型:腰或下腹隐痛或灼痛或冷痛,遇劳加剧,尿后自觉空痛,余沥不尽,面色无华,腰膝疲软,神疲体倦,乏力,舌淡、苔薄白,脉沉细。

【刺血疗法】

[取穴] 肾俞、阿是穴。腹痛加石门,牵扯外阴部、大腿内侧

加曲泉,腰部疼痛或肾绞痛加腰阳关,尿频、尿急、尿痛加委中。(穴位见图 3-1-18)

[操作] 以上每穴点刺出血 3 ~ 5 滴或血变为止,阿是穴(腹部或腰部)、肾俞、石门、腰阳关、委中加拔罐。

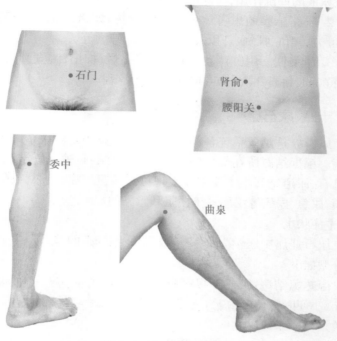

图 3-1-18 尿石症取穴

【按语】

1. 患者应尽量多饮水,饮水量每天不少于 2 升,每 4 小时饮水 250ml,再加每餐 250ml,特别注意晚间饮一定的水。可以用磁化杯,磁化水和中药。

2. 患者应尽量戒烟、少酒,少吃辛辣(如辣椒、姜、蒜)和煎炸、烧烤的食品,少食豆腐、菠菜等含钙食物,多食核桃。

3. 鸡内金粉 10g、薏米 250g,将薏米洗净,加入鸡内金粉,共

同煮粥,食用时加入红糖2匙,和匀后随意食之,10~15天为1
个疗程。

十九、尿潴留

膀胱内积有大量尿液而不能排出,称为尿潴留。临床可分
为急性尿潴留和慢性尿潴留。急性尿潴留为突然发生的短时间
内膀胱充盈,膀胱迅速膨胀而成为无张力膀胱,下腹胀感并膨
隆,尿意急迫,而不能自行排尿者;慢性尿潴留是由膀胱颈以下
梗阻性病变引起的排尿困难发展而来。

【症状】

尿潴留属中医学"癃闭"的范畴。主要辨证分型如下:

膀胱湿热型:小便点滴不通,或量极少而短赤灼热,小腹
胀满,口苦口黏,或口渴不欲饮,或大便不畅,舌质红、苔黄
腻,脉数。

肺热壅盛型:小便不畅或点滴不通,咽干,烦渴欲饮,呼吸急
促,或有咳嗽,舌红、苔薄黄,脉数。

肝郁气滞型:小便不通或通而不爽,情志抑郁,或多烦善
怒,胁腹胀满,舌红、苔薄黄,脉弦。

浊瘀阻塞型:小便点滴而下,或尿如细线,甚则阻塞不通,小
腹胀满疼痛,舌紫黯,或有瘀点,脉涩。

脾气不升型:小腹坠胀,时欲小便而不得出,或量少而不
畅,神疲乏力,食欲不振,气短而语声低微,舌淡、苔薄,脉细。

肾阳衰惫型:小便不通或点滴不通,排出无力,面色㿠白,
神气怯弱,畏寒肢冷,腰膝冷而酸软无力,舌淡胖、苔薄白,脉沉
细或弱。

【刺血疗法】

[取穴] ①鱼际、列缺、偏历、委中、阴陵泉、承山、三阴交、太
冲、太溪、公孙;②关元、天枢、次髎、肾俞、三焦俞、委中、承山(穴
位见图3-1-19)

[操作] 两组穴位交替使用。第一组穴位每次酌选3~5穴,

每穴点刺出血 3~5 滴或血变为止,可加用火罐。第二组穴位点刺放血加拔罐,每周 1 次。

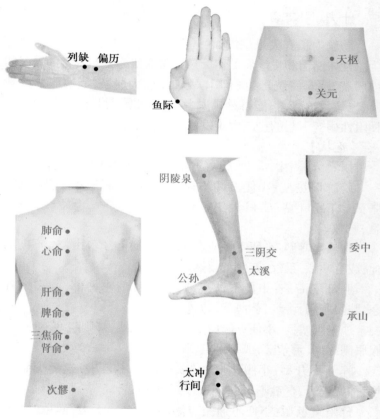

图 3-1-19　尿潴留取穴

【按语】

1. 针对患者心态,应给予解释和安慰,消除焦虑和紧张情绪。

2. 对于各种术后尿潴留的患者,点刺放血疗效较好。对于前列腺增生症,必要时可插导尿管,并注意合理饮水、阴部卫生。

3. 脐疗 一法将食盐炒黄待温度适宜,放于神阙穴填平,再用 2 根葱白压成 0.3cm 厚的饼置于盐上,艾炷置葱饼上施灸,至温热入腹内有便意为止。二法将活田螺捣碎,敷于脐部,2 小时换 1 次。

二十、血管性偏头痛

血管性偏头痛是常见的急性头痛之一,系由于发作性血管舒缩功能障碍以及某些体液物质暂时改变所引起的疼痛。其临床可表现为发作前幻视幻觉、偏盲等脑功能短暂障碍,继则呈一侧性头痛,为搏动性钻痛、刺痛或钝痛;剧烈时伴眩晕、出汗、恶心呕吐、心悸、便秘等症,持续约数小时。一般间隔数周复发,呈周期性发作。

【症状】

血管性偏头痛属中医学"偏头风"、"头痛"的范畴。主要辨证分型如下:

瘀阻脑络型:头痛偏于头部一侧,呈现痛如锥刺,痛处固定,日轻夜重,病程较长,反复发作,经久不愈,健忘心悸,妇女有月经失调,舌质紫黯,脉弦涩。

风客脑络型:头痛偏于头部一侧或全头痛,呈现痛因风寒而诱发,呈跳痛或掣痛,舌淡红、苔薄白,脉弦而紧。

肝气郁结型:头痛偏于头部一侧,呈胀痛伴眩晕,心烦失眠,两胁窜痛,每因情绪激动、恼怒而诱发,口苦,舌淡红、苔白,脉弦。

肝阳上亢型:头痛偏于头部一侧,呈胀痛或抽掣痛,痛时面红耳鸣,心烦易怒,舌红少苔,脉弦细而数。

痰浊上蒙型:头痛偏于头部一侧,呈沉重而昏蒙,胸脘满闷,呕恶纳呆,吐痰涎,舌苔白腻,脉弦滑。

肝肾阴虚型:头痛偏于头部一侧,呈现时轻时重,脑空耳鸣,腰膝酸软,咽干口燥,心烦失眠,舌红少苔,脉弦细数。

气血两虚型:头痛偏于头部一侧,痛而乏力,遇劳加剧,汗出气短、畏风怕冷,痛而且晕,心悸不宁,面色少华,神疲,舌质淡、苔薄白,脉细弱。

脾肾阳虚型:头痛偏于头部一侧,呈日久不愈,劳累或受寒即发或加重,神疲乏力,形寒肢冷,便溏纳差,腰腿酸痛,舌淡胖、苔白,脉沉细。

【刺血疗法】

[取穴] ①耳穴综合疗法;②患侧太阳、印堂、头维、耳尖。(穴位见图3-1-20)

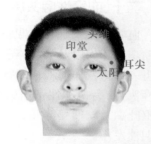

图3-1-20　血管性偏头痛取穴

[操作] 一是耳穴综合疗法的操作。二是太阳、印堂、头维、耳尖点刺出血3～5滴或血变为止。

【按语】

1. 耳穴综合疗法对于偏头痛疗效肯定。患者要保持生活规律,注意劳逸结合,不宜过度紧张或疲劳,避免引起偏头痛的发作。

2. 应适当进行体育活动,如慢跑、散步、游泳、太极拳等。

3. 代茶饮　辛夷3g(包煎)、川芎3g、细辛1g、当归6g、蔓荆子6g,上药煮沸,频服,代茶。

二十一、三叉神经痛

三叉神经痛是一种发生在面部三叉神经分布区内反复发作的阵发性剧烈神经痛,临床可表现为在头面部三叉神经分布区域内出现闪电样、刀割样、烧灼样、顽固性、难以忍受的剧烈性疼痛,发病骤始骤停,容易与牙痛混淆。

【症状】

三叉神经痛属中医学"偏头风"、"游面风"的范畴。主要辨证分型如下:

　　风寒侵袭型:常因遇风寒等因素诱发,发作时面侧呈阵发性短暂性抽搐样剧痛,犹如刀割面肌有紧缩感,舌淡、苔薄白,脉紧。

　　风热外袭型:面部阵作,痛如刺灼,遇热加重,得冷痛减,口干渴欲冷饮,舌红、苔薄黄,脉浮数。

　　阳明胃热型:突然发生一侧头面部短而剧烈的疼痛,重者面部肌肉抽搐,面红目赤,流涎流泪,口中生疮,易饥多食,大便秘结,舌质红、苔黄腻,脉弦数。

　　痰火上攻型:头痛呈阵发性短暂性闷胀灼痛,患处喜冷敷,头昏而沉,胸部满闷,舌苔厚腻、微黄,脉弦滑。

　　肝火上炎型:头面痛胀痛或灼痛,心烦易怒,怒则发作,面红目赤,口苦咽干,舌苔黄燥,脉弦紧或弦数。

　　阴虚阳亢型:头痛呈阵发性抽搐样剧痛,两颧潮红,可伴烦热,失眠健忘,腰酸无力,舌红少苔,脉细或微弦数。

　　瘀血阻络型:疼痛反复发作,部位固定不移,痛如锥刺,舌质黯淡,或见瘀点、瘀斑,脉细或细涩。

　　【刺血疗法】

　　[取穴] 扳机点、患侧的太阳、下关、耳尖,双侧的委中。颞部疼痛加头维,耳后疼痛加翳风。(穴位见图3-1-21)

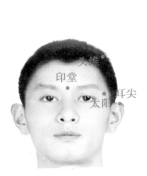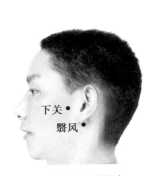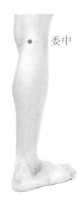

图3-1-21　三叉神经痛取穴

[操作] 每穴点刺出血 3 ~ 5 滴或血变为止。委中点刺放血加拔罐,出血量要大。

【按语】

1. 患者应禁忌受风寒,受风寒会使血管收缩,诱发或加重三叉神经痛的症状。尤其要避免触动扳机点,还要避免过度劳累和不良情绪。

2. 饮食应忌烟酒,避免吃刺激性食物。

3. 龙眼炖鸡蛋　干龙眼 20g,鸡蛋 2 个,白糖适量。将干龙眼捣碎,同鸡蛋加水适量炖至蛋熟,把鸡蛋剥去壳后再炖 1 小时,加入白糖即可食用。吃蛋喝汤,每日 1 剂,分 2 次食完,10 ~ 15 天为 1 个疗程。

二十二、面神经麻痹

面神经麻痹是以面部表情肌群运动功能障碍为主要特征的一种常见病。患者可表现为一侧面颊部动作不灵,口角歪斜,前额皱纹消失,眼裂扩大,鼻唇沟平坦,口角下垂,露齿时口角向健侧偏歪。病侧不能做皱额、蹙眉、闭目、鼓气和噘嘴等动作。

【症状】

面神经麻痹属中医学"面瘫"的范畴。主要辨证分型如下:

风寒袭络型:起病突然,口眼㖞斜,一侧面部板滞、麻木、瘫痪,口角向健侧歪斜,病侧额纹、鼻唇沟消失,眼睑闭合不全,伴见头痛、恶寒、无汗,舌质淡、苔薄白,脉浮紧。

风热阻络型:往往继发于感冒发热、中耳炎、牙龈肿痛之后,出现口眼㖞斜,口角向健侧歪斜,额纹消失,患侧鼻唇沟变浅或消失,少数病人初起时有耳后、耳下疼痛,伴见微热、恶风、口干微渴,舌边尖红赤,脉浮数。

阳明实热型:口眼㖞斜,一侧面部板滞、麻木,不能做蹙额、皱眉、露齿、鼓颊等动作,口角向健侧歪斜,额纹消失,患侧鼻唇沟变浅或消失,听觉过敏,口舌干燥,口气臭秽,味觉减退,口渴引饮,舌苔黄燥,脉洪大。

少阳湿热型:口眼喎斜,一侧面部板滞、麻木,病侧额纹、鼻唇沟消失,眼睑闭合不全。耳郭或外耳道疱疹,眼干、口干,味觉减退,肢体困重,纳呆、胸闷,小便黄,舌红、苔黄腻,脉濡数。

肝阳上亢型:口眼喎斜,一侧面部板滞、麻木,额纹消失,患侧鼻唇沟变浅或消失,味觉减退,听力下降,口苦咽干,眩晕,呕吐,耳鸣,头胀痛,舌红,脉弦有力或弦细数。

气虚血瘀型:口眼喎斜,一侧面部板滞、麻木,额纹消失,患侧鼻唇沟变浅或消失,伴见头晕乏力,自觉眼干或耳鸣,舌黯紫、苔薄白,脉细弦。

【刺血疗法】

[取穴] 印堂、太阳、大椎、下关、颊车、尺泽、翳风、口内颊里血络、足三里、太冲、内庭。(穴位见图3-1-22)

[操作] 急性期取太阳、大椎点刺放血加拔罐,其余每穴交替使用,每次2~3穴,每穴点刺出血3~5滴或血变为止。

【按语】

1. 刺血疗法治疗本病疗效较好,尤其是早期,一定要在太阳、大椎或耳尖放血。面神经麻痹只是一种症状或体征,必须仔细寻找病因,如果能找出病因应及时进行处理,如重症肌无力、结节病、肿瘤或感染。

2. 注意调畅情志,放松心情,同时应做好面部防护,避免风寒的刺激。

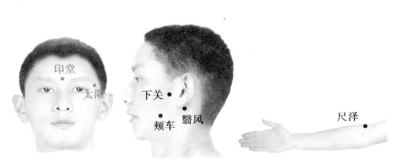

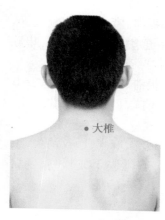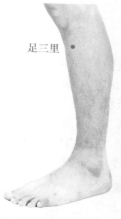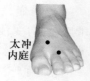

图 3-1-22　面神经麻痹取穴

3. 归参鳝鱼汤　鳝鱼 500g，去头、骨、内脏后，洗净切丝；当归、人参各 15g，用纱布包扎，加水煎煮 1 小时后捞出，加鳝鱼丝、盐、葱、姜，煮熟。分顿佐餐食用，喝汤吃鱼，每周 1 次。

二十三、面肌痉挛

面肌痉挛，又称面肌抽搐，为一种半侧面部不自主抽搐的病症，抽搐呈阵发性且不规则，程度不等，可因疲倦、精神紧张及自主运动等加重，起病多从眼轮匝肌开始，然后涉及整个面部。

【症状】

面肌痉挛属中医学"胞轮振跳"、"瘈疭"的范畴。主要辨证分型如下：

风邪入络型：面肌抽动，伴有遇冷加重，遇热则舒，或者冬季复发，夏天缓解，面部紧皱或者僵硬，舌质淡红或黯红，舌苔薄白，脉弦紧。

风痰阻络型：面肌抽动，胸脘闷塞，食欲不振，咽中似有梗物,吐之不出,咽之不下,头晕目眩,舌苔白腻,脉弦滑。

肝郁化火型:面部抽动或者跳动,伴有头晕头痛,失眠多梦,烦躁易怒,大便干燥,小便短赤,口苦面红,抽动与情志变化有关,舌质红或红绛,舌中裂,脉弦数。

气阴两虚型:颜面抽搐,有虫蚁游走感,伴有心悸眩晕,乏力自汗,面色无华,纳呆,便溏,小便频数,舌淡而嫩,脉细弱。

【刺血疗法】

[取穴] ①太阳、耳尖、翳风、大椎。体虚、痰多加足三里,咽干、口燥加太溪。②曲泽、委中。③肺俞、心俞、肝俞、脾俞、肾俞。(穴位见图 3-1-23)

[操作] 三组穴位交替使用。第一组穴位每穴点刺出血3～5滴或血变为止,可加用火罐。第二组穴位点刺放血加拔罐,每周1次。第三组穴位拔罐。

【按语】

1. 早期的面肌痉挛疗效较好,病程长者疗效较差。忌食辛辣刺激性食物,如浓茶、无鳞鱼、烟酒、咖啡等,多食用一些含有维生素多的清淡食物,如豆类、粗粮、蔬菜、水果。

2. 避免冷水洗脸,遇风雨、寒冷天气时,注意面部防风保暖。

3. 陈皮薏米粥　白芷 9g,薏苡仁 50g,陈皮 6g,茯苓 20g,共加水煮粥,食前加红糖,供早、晚餐食用,10～15 天为 1 个疗程。

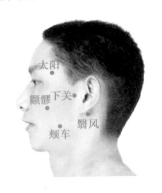

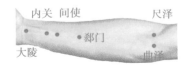

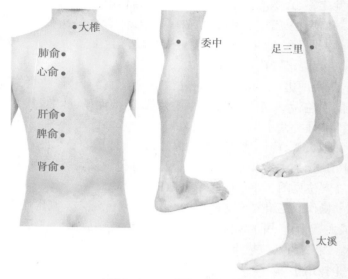

图 3-1-23　面肌痉挛取穴

二十四、内耳眩晕

内耳眩晕又称梅尼埃病,是由于内耳迷路水肿而致发作性眩晕、波动性耳聋和耳鸣为主要表现的内耳疾病。患者可出现突然发作性的剧烈旋转性眩晕,自觉周围物体绕自身旋转,闭目时觉自身在空间旋转,可伴有恶心、呕吐、出冷汗、颜面苍白及血压下降等症状,数小时或数天后,眩晕症状逐渐消失,甚至可出现耳聋、耳鸣等症状的发生。

【症状】

内耳眩晕属中医学"眩晕"的范畴。主要辨证分型如下:

痰浊上犯型:发作性眩晕,视物旋转,站立不稳,睁眼则眩晕加重,面色㿠白,冷汗,恶心,呕吐,耳鸣,伴纳谷不馨,口渴不欲饮,苔腻,脉滑。

肝阳上亢型:头脑闷胀,突作眩晕,恶心欲吐,性情暴躁,心烦不安,每因情绪激动而眩晕加剧,口苦,咽干,目赤,面部烘热,舌质红、苔薄黄、脉弦细或弦数。

气血不足型:素体不足或年老体衰,或大病之后,头昏心悸,气短乏力,劳累即发,神疲懒言,面色苍白,口唇无华或萎黄,纳减体倦,便溏,舌边有齿印、苔少或厚,脉细或虚大。

肾虚精亏型:眩晕时作,精神萎靡,腰膝酸软,或遗精滑泄,耳鸣耳聋,发脱齿摇,舌瘦嫩或嫩红、少苔或无苔,脉弦细或细数。

瘀血内阻型:头痛昏晕,失眠健忘,心悸,精神不振,耳聋脱发,面色青紫,或唇色紫黯,舌有紫斑或瘀点,脉弦涩或细涩。

【刺血疗法】

[取穴] ①太阳、内关、丰隆。头部胀痛加行间,体弱加足三里,腰膝酸软加腰阳关。②督骶。(穴位见图3-1-24)

[操作] 以上每穴点刺出血3~5滴或血变为止,可加用火罐。督骶点刺放血加拔罐。

【按语】

1. 患者眩晕发作时,应立即停止一切活动,躺下休息,以免病情进一步加重,并尽早到医院就诊。

2. 饮食以清淡、易消化为主,多吃含有蛋白质、氨基酸的食物;禁食辛辣、油炸、肥腻厚味的食物,如辣椒、油炸饼、油条、辣炒牛肉、浓茶、咖啡、肥猪肉等。

3. 龙眼枣仁饮　龙眼肉、枣仁(炒)各10g,芡实12g,上药三样合煮成汁随时代茶饮,每日不限次数,10~15天为1个疗程。

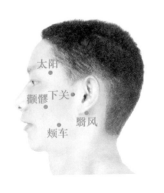
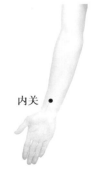

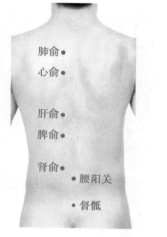
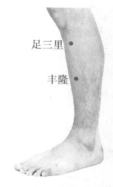
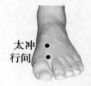

图 3-1-24　内耳眩晕取穴

二十五、失眠

失眠是指各种原因引起的入睡困难、睡眠深度或频度过短、早醒及睡眠时间不足或质量差等,无法入睡或无法保持睡眠状态,导致睡眠不足。患者易出现疲劳感、不安、全身不适、无精打采、反应迟缓、头痛、注意力不能集中等症状。

【症状】

失眠属中医学"不寐"的范畴。主要辨证分型如下:

肝火扰心型:不寐多梦,甚则彻夜不眠,性情急躁易怒,伴头晕头胀,目赤耳鸣,口干口苦,便秘尿赤,不思饮食,舌红苔黄,脉弦而数。

痰热内扰型:心烦不寐,胸闷脘痞,泛恶嗳气,厌食吞酸,头重目眩,舌偏红、苔黄腻,脉滑数。

心脾两虚型:不易入睡,多梦易醒,心悸健忘,头晕目眩,神疲食少,四肢倦怠,腹胀便溏,面色少华,舌质淡,脉细无力。

心肾不交型:心烦不眠,入睡困难,心悸多梦,头晕、耳鸣、健忘,腰膝酸软,潮热盗汗,五心烦热,咽干少津,男子遗精,女子月经不调,舌红少苔,脉细数。

心胆气虚型:虚烦不寐,多梦易醒,触事易惊,终日惕惕,胆怯心悸,伴气短自汗,倦怠乏力,小便清长,舌淡,脉弦细。

【刺血疗法】

[取穴] ①印堂、太阳、百会、神门。多梦、盗汗加太溪,急躁易怒加太冲。②肺俞、心俞、肝俞、脾俞、肾俞。(穴位见图3-1-25)

[操作] 两组穴位交替使用。第一组穴位每穴点刺出血3~5滴或血变为止,可加用火罐。第二组穴位点刺放血加拔罐,每周1次。

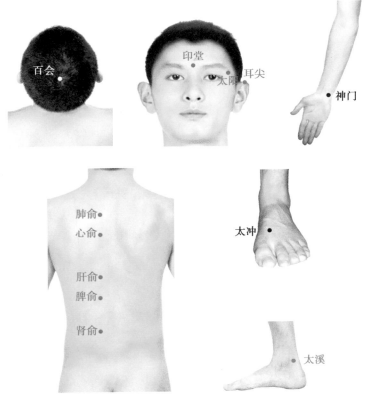

图 3-1-25 失眠取穴

【按语】

1. 睡前应保持身心松弛,可到户外散步片刻,上床前沐浴,或用热水泡脚,均可加速睡眠。

2. 睡前可食用苹果、香蕉、橘、橙、梨等具有芳香气味的水果,忌食茶、咖啡、可乐类饮料等含有中枢神经兴奋剂的食物。

3. 酸枣仁粥　酸枣仁末 15g,粳米 100g。先以粳米煮粥,临熟,下酸枣仁末再煮,至粥熟即可,每日食用数次,10~15 天为 1 个疗程。

二十六、嗜睡症

嗜睡症是一种神经功能性疾病,它能引起任何时间段的不可抑制性睡眠的发生,患者常在不活动或在做单调、重复性活动阶段时发生睡眠现象;当睡眠发生在从事活动的时间段时,就会有发生危险的可能性。

【症状】

嗜睡症属中医学"多寐"的范畴。主要辨证分型如下:

湿盛困脾型:头蒙如裹,昏昏嗜睡,肢体沉重,偶伴肢体浮肿,胸脘痞闷,纳少泛恶,舌苔腻,脉濡。

瘀血阻滞型:神倦嗜睡,头痛头晕,病程较久,或有外伤史,舌质紫黯或有瘀斑,脉涩。

脾气虚弱型:嗜睡多卧,倦怠乏力,饭后尤甚,伴纳少便溏,面色萎黄,苔薄白,脉虚弱。

阳气虚衰型:心神昏浊,倦怠嗜卧,精神疲乏懒言,畏寒肢冷,面色㿠白,健忘,舌淡苔薄,脉沉细无力。

【刺血疗法】

[取穴] ①百会、人中、申脉、照海。胸脘痞闷加中脘,瘀血加膈俞,畏寒肢冷加关元。②肺俞、心俞、肝俞、脾俞、肾俞。(穴位见图 3-1-26)

[操作] 两组穴位交替使用。第一组穴位每穴点刺出血 3~5 滴或血变为止,可加用火罐,神阙用灸法。第二组穴位点刺放血

加拔罐,每周 1 次。

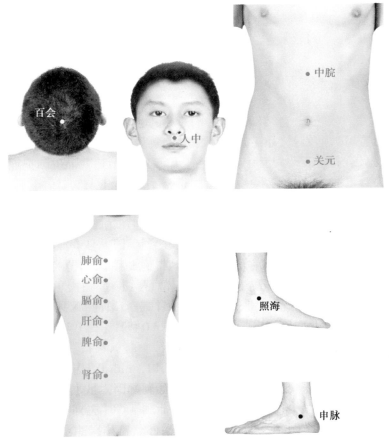

图 3-1-26　嗜睡症取穴

【按语】

1. 多食碱性食物,如新鲜蔬菜和水果,以中和体内酸性产物,消除疲劳。不可多食寒凉、油腻、黏滞的食品,更不可过多饮酒。

2. 平时可做适当运动,如散步、慢跑、太极拳等,增强体质。

3. 二米红枣粥　糯米 100g,薏米仁 100g,红枣 50g,红糖适量。将糯米捣碎,薏米仁洗净;红枣切开,共放入砂锅内,加水适量煮粥,待粥煮至浓稠时,放入红糖,稍煮片刻即成,佐餐食。

二十七、神经衰弱

神经衰弱属于心理疾病的一种,是一类精神容易兴奋和脑力容易疲乏、常有情绪烦恼和心理生理症状的神经症性障碍。患者可伴随紧张、冲突、挫折和猜疑,神经衰弱的特征常表现为易兴奋和易疲劳,并且多数患者会出现严重的睡眠障碍和记忆力减退症状。

【症状】

神经衰弱属中医学"不寐"、"心悸"、"郁证"的范畴。主要辨证分型如下:

肝火上炎型:性情暴躁,容易气愤,胁胀,口干且苦,目赤,失眠,便秘,舌质红、苔薄白,脉弦数。

肝肾阴虚型:头晕头痛,腰膝酸软,多梦,遗精,五心烦热,不眠,口燥舌干,舌红少苔,脉细数。

肾阳虚衰型:疲劳,畏寒,手脚冰凉,面色较白,性欲减退或阳痿早泄,舌淡、苔薄白,脉沉细弱。

心脾两虚型:心悸,四肢无力,面色憔悴,食欲差,大便偏软,妇女月经失调或白带多,舌淡、苔薄白,脉细弱。

肝气不舒型:情绪低沉,食欲差,失眠,头痛,妇女月经不调或乳房胀痛,舌淡、苔薄白,脉弦。

【刺血疗法】

[取穴] ①印堂、百会、神门(耳穴)、太溪。情绪异常波动加太冲,虚弱加足三里,畏寒加关元。②肺俞、心俞、肝俞、脾俞、肾俞。(穴位见图 3-1-27)

[操作] 两组穴位交替使用。第一组穴位每穴点刺出血 3~5 滴或血变为止,可加用火罐,关元用灸法。第二组穴位点刺放血

114

加拔罐,每周 1 次。

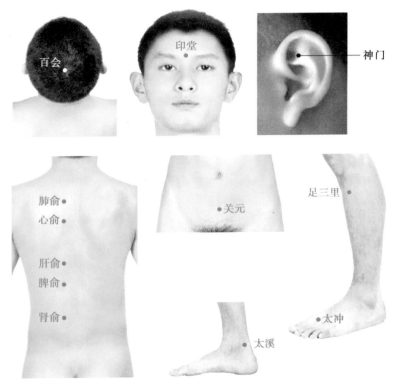

图 3-1-27 神经衰弱取穴

【按语】

1. 在饮食疗法方面,患者应食用对脑有营养价值的食物,并注意脂类、蛋白质、糖类及微量元素的合理搭配。

2. 患者要心平气和,并在行为上、心理上进行自我调节。

3. 夜交藤粥 夜交藤 60g,粳米 100g,大枣 5 枚。夜交藤加清水 500ml,煎取药汁约 300ml,加粳米、大枣,再加水,煮至粥稠,盖紧锅盖,焖 5 分钟。晚饭趁热服食。

二十八、慢性疲劳综合征

慢性疲劳综合征最早是由美国全国疾病控制中心于1987年正式命名的，其症状包括发热、喉咙痛、淋巴结肿大、极度疲劳、失去食欲、复发性上呼吸道感染、小肠不适、黄疸、焦虑、忧郁、烦躁及情绪不稳、睡眠中断、对光及热敏感、暂时失去记忆力、无法集中注意力、头痛、痉挛、肌肉与关节痛。这些症状与感冒及其他病毒感染相似，因此容易误判。通常医师会误诊为臆想病、忧郁症或精神异常引起的身体疾病。

【症状】

慢性疲劳综合征属中医学"虚劳"、"眩晕"、"心悸"范畴。主要辨证分型如下：

气血不足型：心悸气短，神疲自汗，头晕目眩，失眠多梦，面色㿠白或萎黄，舌质淡，脉细弱。

心阴亏虚型：心悸不宁，心中烦热，失眠梦多，头晕耳鸣，面赤咽干，腰酸盗汗，小便短黄，舌质红、苔薄黄、脉细数。

心虚胆怯型：心悸气短，多梦易醒，善惊易恐，坐立不安，畏风自汗，情绪不宁，恶闻喧哗吵闹，舌淡，脉细弱。

【刺血疗法】

[取穴]①印堂、太阳、百会、内关、太溪、太冲；②肺俞、心俞、肝俞、脾俞、肾俞；③中脘、关元、大横、神阙、章门。（穴位见图3-1-28）

[操作]三组穴位交替使用。第一组穴位每穴点刺出血3～5滴或血变为止，可加用火罐。第二、三组穴位拔罐，每周1次。

【按语】

1. 患者要加强休息，减少工作压力，保持心情平和。

2. 用西洋参、枸杞、蒲公英、金银花、菊花制成茶，每日饮用。西洋参、枸杞对提升免疫力，恢复体力，缓解疲劳非常有效。

3. 多吃新鲜蔬菜，多食瘦肉、蛋白质等，增强营养。

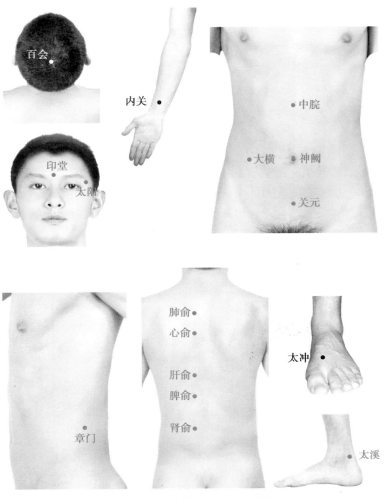

图 3-1-28 慢性疲劳综合征取穴

二十九、脑卒中后遗症

脑卒中后遗症是指脑卒中(即脑血管意外)经治疗后遗留下来的口眼㖞斜、语言不利、半身不遂等症状的总称。患者易出现肩手综合征、肩关节半脱位、足下垂内翻、误用所致痉挛等。

【症状】

脑卒中后遗症属中医学"中风"的范畴。主要辨证分型如下：

心肾阳虚型：意识朦胧或痴呆，健忘，舌强语謇，肢体不遂，畏寒肢冷，心悸气短，眩晕耳鸣，血压偏低，舌红干或胖嫩、苔白，脉沉细。

肝阳上亢型：头痛，眩晕，心烦易怒，咽干口苦，失眠多梦，口眼㖞斜，言语謇涩，苔薄黄或黄腻，脉弦滑或弦数。

气虚血瘀型：半身不遂，口眼㖞斜，言语謇涩，神疲乏力，面白少华，头晕心悸，舌质淡或有瘀点、苔薄白，脉沉细或弦细。

【刺血疗法】

[取穴]①人中、内关、三阴交。肢体活动障碍加用四肢穴位。②肺俞、心俞、肝俞、脾俞、肾俞。③中脘、关元、大横、神阙、章门。（穴位见图3-1-29）

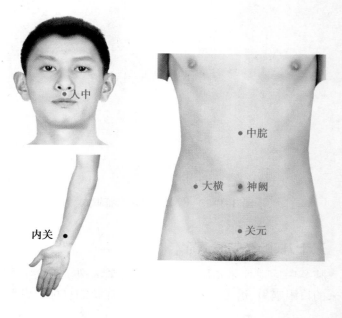

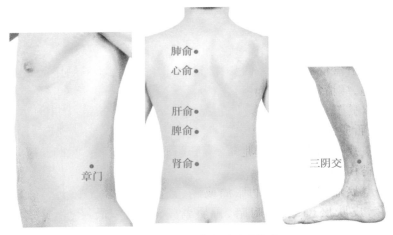

图 3-1-29 脑卒中后遗症取穴

[操作] 三组穴位交替使用。第一组穴位每穴点刺出血 3～5 滴或血变为止，可加用火罐，神阙用灸法。第二、三组穴位点刺放血加拔罐，每周 1 次。

【按语】

1. 患者忌暴饮暴食，不可偏嗜或过于肥腻、腥臊、煎炸、厚味，戒烟戒酒。

2. 保持大便通畅，定时排便，防止因排便时过于用力，而诱发或加重病情，可适当吃芹菜、藕、核桃、胡萝卜、香蕉等；必要时可用药物，如番泻叶泡茶饮、麻仁润肠丸、果导等。

3. 山楂饮 生山楂适量，加开水冲泡，适温后加适量蜂蜜，冷却后当茶饮。

三十、肥胖性脂肪肝

肥胖性脂肪肝的病人多无自觉症状，或仅有轻度的疲乏、食欲不振、腹胀、嗳气、肝区胀满等感觉。

【症状】

肥胖性脂肪肝属中医学"积聚"、"痰饮"的范畴。主要辨证分型如下：

食浊阻滞型：腹胀或痛，便秘，纳呆，时有如条状物聚起在腹部，重按则胀痛更甚，舌苔腻，脉弦滑。

肝气郁滞型：腹中气聚，攻窜胀痛，时聚时散，脘胁之间时或不适，病情常随情绪而起伏，苔薄，脉弦。

脾气虚弱型：脘腹、胁肋隐痛不适，乏力、气短，易出汗，纳差，舌质淡，舌体胖或边有齿痕，脉细。

痰湿困阻型：形体肥胖，胸胁隐痛，头昏，胸闷，思睡，疲倦，舌苔白腻，脉弦滑。

瘀血阻络型：胁肋胀痛或刺痛，痛有定处、拒按，头痛，肢麻，皮肤瘀斑，面色晦暗，舌质紫黯或有瘀斑、瘀点，脉弦细或涩。

肝肾阴虚型：胁肋隐痛，悠悠不休，口干舌燥，心中烦热，头晕目眩，舌质红、少苔，脉细弦。

【刺血疗法】

[取穴] ①中脘、内关、足三里、太冲、太溪；②肺俞、心俞、肝俞、脾俞、肾俞；③中脘、关元、大横、神阙、章门。（穴位见图3-1-30）

[操作] 三组穴位交替使用。第一组每次选穴 2~3 个，每穴点刺出血 3~5 滴或血变为止，可加用火罐。第二、三组穴位拔罐，每周 1 次。

【按语】

1. 肥胖性脂肪肝的治疗应注意饮食清淡，加强体育锻炼，饮食中应做到"三低"即适量蛋白、低糖和低脂肪。

2. 临床降脂药的使用应该慎重，因为降血脂药会驱使血脂更集中在肝脏代谢，常导致肝细胞的进一步损害。

3. 菖蒲郁金粥　石菖蒲、郁金各 12g，姜制半夏 5g，陈皮 10g，粳米 50g，冰糖适量。前 4 味水煎，去渣取汁，入粳米煮粥，粥熟时加冰糖调味即成。适量服食，适用于治疗痰湿困阻型的肥胖性脂肪肝。

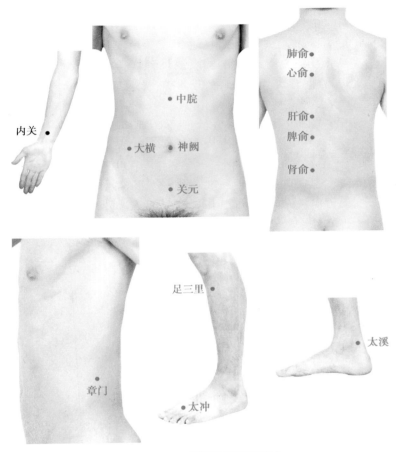

图 3-1-30 肥胖性脂肪肝取穴

三十一、酒精性肝病

酒精性肝病患者一般没有症状,可出现乏力、倦怠、食欲不振、腹胀、恶心、呕吐等表现,还会有肥胖、肝脏肿大等体征。患者得病日久,可出现贫血和中性粒细胞增多、转氨酶升高、血清胆红素增高等表现。

【症状】

酒精性肝病属中医学"伤酒"、"酒癖"、"酒鼓"、"酒疸"的范畴。主要辨证分型如下：

早期(伤酒)：轻者可无症状，或仅有腹胀、乏力、肝区不适、纳呆、腹泻，偶有黄疸、水肿，肥胖，肝肿大，质软，表面光滑，边缘纯，有压痛，舌红、苔黄腻，脉弦滑。

中期(酒癖)：乏力纳呆，肝区疼痛，腹痛腹泻，发热黄疸，肝脾肿大，腹水厌食，肝掌、蜘蛛痣，神昏震颤，舌黯红、苔黄腻，脉弦细或细涩。

晚期(酒鼓)：患者神疲乏力，纳呆，(肝掌，皮肤见蜘蛛痣)，腹水，肝脾肿大，伴有心悸气短，脘腹胀痛，神昏震颤，唇甲色淡等，舌红、淡红、黯红或淡黯，苔白腻、黄腻或少苔，脉沉细、弦细或细涩。

【刺血疗法】

[取穴] ①中脘、天枢、足三里、丘墟、公孙、太冲；②肺俞、心俞、肝俞、脾俞、肾俞；③中脘、关元、大横、神阙、章门。(穴位见图3-1-31)

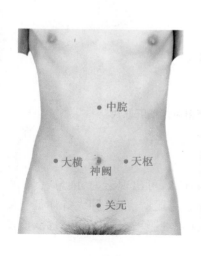
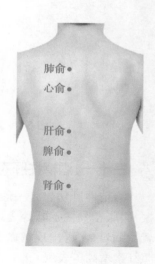

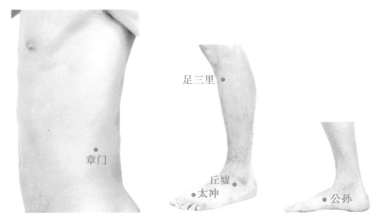

图 3-1-31　酒精性肝病取穴

[操作] 三组穴位交替使用。第一组每次选穴 2～3 个,每穴点刺出血 3～5 滴或血变为止,可加用火罐。第二、三组穴位拔罐,每周 1 次。

【按语】

1. 患者应改善饮食,摄取高维生素、高蛋白和富含热量及镁和锌的营养膳食。形成良好的生活习惯,禁烟戒酒。

2. 平时加强体育锻炼,调畅情志。

3. 丹参山楂蜜饮　丹参、山楂各 15g,檀香 9g,炙甘草 3g,蜂蜜 30g。制作:将前 4 味加水煎煮后,去渣取汁,调入蜂蜜,再煎几沸即成。每日分 2 次饮服。本方尤适用于瘀血阻络型的酒精肝。

三十二、高热

发热是多种疾病的常见症状,高热在临床上属于危重症范畴。当人体体温处于 39.1～40℃时,称为高热。

发热过久或高热持续不退,可使代谢加快,耗氧量增加,脂肪代谢发生紊乱而致酮血症,发生自身蛋白质的破坏而致消瘦,脑皮质兴奋、抑制功能失调,消化液分泌减少,消化酶活力降低,胃肠功能紊乱等。

【症状】

高热属中医学"外感发热"、"发热"的范畴。主要辨证分型如下:

外感风热型:发热恶寒,鼻塞流涕,头身疼痛,咳嗽,或恶寒甚而无汗,或口干咽痛,或身重脘闷,舌苔薄白或薄黄,脉浮。

痰热壅肺型:壮热胸痛,咳嗽喘促,痰黄稠或痰中带血,口干,舌红、苔黄,脉数。

阳明腑实型:壮热,日晡热甚,腹胀满,大便秘结或热结旁流,烦躁谵语,舌苔焦燥有芒刺,脉沉实有力。

肝胆郁热型:寒热往来,胸胁苦满,或胁肋肩背疼痛,口苦咽干,或恶心呕吐,或身目发黄,舌红、苔黄腻,脉弦数。

脾胃湿热型:身热不扬,汗出热不解,胸腹胀满,纳呆呕恶,口渴不欲饮,或目身发黄,舌苔白腻或黄腻,脉濡数。

下焦湿热型:发热,腹痛,泄泻或痢下赤白脓血,里急后重,肛门灼热,或尿频尿急,口干口苦,小便短赤,舌红、苔黄腻,脉滑数。

【刺血疗法】

[取穴] 少商、耳尖、太阳、印堂、大椎、委中、曲泽。(穴位见图3-1-32)

[操作] 每次酌选3穴,交替使用,每穴点刺出血3~5滴或血变为止,大椎、曲泽、委中可加用火罐。

【按语】

1. 本法仅作为辅助疗法。

2. 保持居室空气流通,病毒性感冒流行期可在室内点檀香以芳香避秽。鼓励饮水,保持口舌滋润,保持小便、大便通畅。

3. 芦根粥 鲜芦根15g,粳米25g。芦根加水煎至一半,纳米于汁中煮粥食之。

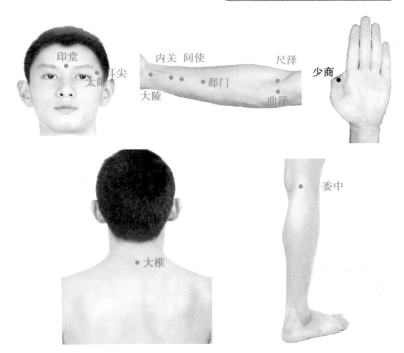

图 3-1-32　发热取穴

三十三、中暑

中暑是指在高温和热辐射的长时间作用下,机体体温调节障碍,水、电解质代谢紊乱及神经系统功能损害的症状的总称。

中暑时间较重,时间较久,可引起抽搐和死亡,永久性脑损害或肾脏衰竭。

【症状】

中暑属中医学"中暑"范畴。主要辨证分型如下:

暑热内郁型:壮热,烦躁,头痛,头晕,口渴多饮,汗多,体倦,面赤气粗,舌质红、苔黄少津,脉洪大。

暑热闭神型:发热口渴,神志躁扰不宁或昏迷,身灼热,尿短黄,息粗气喘,面赤,舌红、苔黄,脉滑数或沉实。

暑热动风型:壮热不退,躁扰不宁甚或神昏,四肢抽搐,角弓反张,牙关紧闭,双目上视,面赤息粗,舌红、苔黄少津,脉弦数。

暑闭气机型:发热无汗,烦躁,胸闷脘痞,恶心呕吐,剧烈腹痛或头痛而胀,甚或神昏、耳聋、肢厥,舌红、苔黄,脉弦或沉伏。

暑伤津气型:发热,口渴,汗多或无汗,心烦,神疲思睡,气短乏力,尿短黄,舌红、苔黄少津,脉细数无力。

暑伤肺络型:感受暑热,骤然咳血、衄血,身热,口渴,咳嗽气喘,头目不清,舌红、苔黄,脉洪数无力。

【刺血疗法】

[取穴] 人中、大椎、十宣、少商、曲泽、委中。(穴位见图3-1-33)

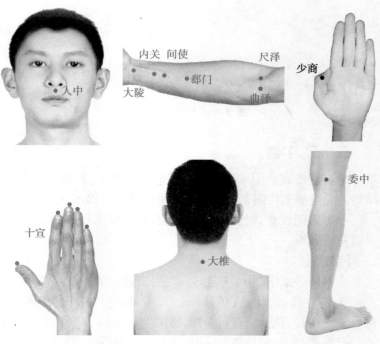

图 3-1-33 中暑取穴

[操作] 每穴点刺出血 3～5 滴或血变为止,大椎、曲泽、委中可加用火罐,加大出血量。

【按语】

1. 本法仅作为辅助疗法。

2. 首先将患者搬离高热高温的区域,给患者服用温开水(或用糖开水)1 杯,以补充体液。患者处于高温高热环境下工作,可经常服用绿豆水、藿香水等防暑降温。

3. 扁荷粥 白扁豆 50g,冰糖 30g,鲜荷叶 1 小张,大米 50g。锅内加水 3 碗煮白扁豆,水沸腾后下白米,小火煎煮,待扁豆已黏软,放入冰糖及洗净的鲜荷叶,再煮 20 分钟即成,食之。

第二节 外科疾病

一、毛囊炎

毛囊炎是由金黄色葡萄球菌感染毛囊引起的炎症。本病好发于头部、项部、臀部、肛周或身体其他部位,且有复发倾向,常多处发生,性质顽固,迁延难愈。可表现为与局部毛囊一致的红色丘疹,其中心有毛发贯穿,顶端迅速化脓形成脓点,周围绕以红晕,后可排出少量脓液,干燥结痂,愈后不留痕迹或有浅表瘢痕,可自觉瘙痒。

【症状】

毛囊炎属中医学"疔疮"、"疖肿"的范畴。主要辨证分型如下:

湿热郁表型:臀部或四肢有散在的红色丘疹,肿痛,小便短赤,大便秘结,苔薄黄,脉弦。

肝肾阴虚型:皮疹反复发作,迁延日久,可伴有耳鸣,腰酸腿软,烦躁不安,夜睡难寐,口干,舌质红、苔少,脉细数。

气血两虚型:皮疹反复发作,迁延日久,疹色淡红,可伴有面色发白,气短,纳呆,神疲乏力,舌质淡、少苔,脉沉细或细弱。

【刺血疗法】

[取穴] 肺俞、身柱、灵台、心俞、尺泽、曲池、委中。(穴位见图 3-2-1)

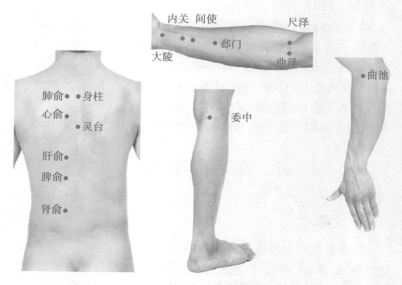

图 3-2-1　毛囊炎取穴

[操作] 每次取 3~5 穴,每穴点刺出血 3~5 滴或血变为止,可加用火罐。

【按语】

1. 患者应少吃辛辣、肥腻或含糖量过高的饮食,多食蔬菜、水果,增加维生素,保持大便畅通。

2. 应注意生活规律,适当休息,放松心情,努力提高睡眠质量。

3. 绿豆荷叶饮　绿豆 50g,鲜荷叶 1 张,冰糖适量。将鲜荷叶洗净切碎,加水适量,煎煮 15 分钟,去渣取汁,加入洗净的绿豆,一同炖烂,加入冰糖调味即成。每日饮用数次。

二、急性淋巴管炎

急性淋巴管炎是指致病菌从破损的皮肤或感染灶蔓延至邻近淋巴管内，所引起的淋巴管及其周围组织的急性炎症。通常由化脓性链球菌引起，多发于四肢。患者可表现在伤口近侧出现一条或多条红线，硬而有压痛，并伴发热、恶寒、乏力等症状。

【症状】

急性淋巴管炎属中医学"红丝疔"的范畴。主要辨证分型如下：

风热痰结型：多发于颈两侧，初起颈淋巴结处肿块，肿胀疼痛，伴恶寒发热、头痛、口干、便秘、尿黄，舌红、苔黄腻，脉滑数。

热毒蕴结型：多发于腋下淋巴结肿块，皮肤色不变，灼热疼痛，上肢活动不便，伴恶寒发热，口干苦、纳呆，舌红、苔黄厚腻，脉滑数。

湿热下注型：多发于腹股沟或腋窝部淋巴结肿块，坚硬疼痛，皮色转红，灼热疼痛，伴见发热恶寒，患肢沉重，舌红、苔黄腻，脉滑数。

【刺血疗法】

[取穴]①耳尖、至阳、心俞、厥阴俞、阿是穴；②委中、曲泽。（穴位见图3-2-2）

[操作]以上每穴点刺出血3~5滴或血变为止，可加用火罐。委中、曲泽点刺放血加拔罐。

【按语】

1.急性淋巴管炎病发于下肢者宜抬高患肢，发于上肢者宜用三角巾悬吊。

2.患者应禁食辛辣刺激之品，以防诱发或加重病情；同时还应注意各种营养的合理摄入，多食蔬菜、水果，注意劳逸结合。

3.金银花粳米粥　金银花30g，粳米100g。先将金银花煎煮20分钟去渣，再放粳米，煮成稀薄粥，每日服用2次。

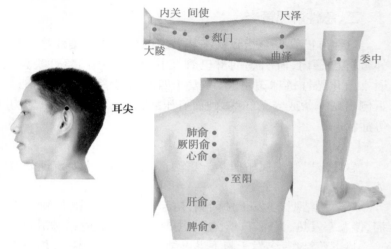

图 3-2-2　急性淋巴管炎取穴

三、急性阑尾炎

急性阑尾炎是指阑尾的急性炎症,为外科常见病。患者临床可表现为转移性右下腹痛及阑尾点压痛、反跳痛,常伴持续性阵发性加剧的右下腹痛及恶心、呕吐等症状。

【症状】

急性阑尾炎属中医学"肠痈"的范畴。主要辨证分型如下:

气血瘀滞型:转移性右下腹疼痛、恶心嗳气,纳呆,脘腹胀闷不适,疼痛或有定处或窜痛,发热轻,舌质黯红、苔薄白,脉弦紧或涩。

湿热蕴结型:右下腹痛甚,有压痛及反跳痛,腹肌紧张,口渴,发热,食欲不振,便秘,尿黄,苔黄腻,脉滑数。

毒热内盛型:腹痛剧烈,腹肌紧张,高热不退,面红耳赤,呕吐不能进食,大便秘结,小便黄赤,舌质红绛、苔黄腻,脉滑数。

【刺血疗法】

[取穴] ①尺泽、委中、上巨虚、阑尾穴、阿是穴;②大肠俞、

小肠俞。(穴位见图 3-2-3)

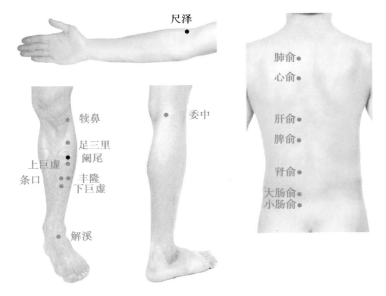

图 3-2-3　急性阑尾炎取穴

[操作] 第一组每穴点刺出血 3～5 滴或血变为止,可加用火罐。大肠俞、小肠俞点刺放血加拔罐。

【按语】

1. 如果出现类似急性阑尾炎腹痛时,没有明确诊断之前不可随便服用止痛药,以免止痛后掩盖了病情而造成严重后果。

2. 急性阑尾炎病情及体征变化较大,有很多病人表现不典型,在没有把握的情况下最好去医院就诊,以免延误诊断和治疗。

3. 芹菜瓜仁粥　芹菜 30g,冬瓜仁 20g,藕节 20g,野菊花 30g,粳米 100g。先将芹菜、冬瓜仁、藕节、野菊花煎煮 20 分钟去渣,再放粳米,煮成稀薄粥,每日食用。

四、下肢静脉曲张

下肢静脉曲张是指下肢浅表静脉发生扩张、延长、弯曲成团状,晚期可并发慢性溃疡的病变。患者多见于中年男性,并以长时间负重或从事站立的工作者居多。

【症状】

下肢静脉曲张属中医学"筋瘤"、"臁疮"的范畴。主要辨证分型如下:

气滞血瘀型:患肢青筋迂曲、隆起或扭曲成团块状,刺痛、酸痛或胀痛,肢体沉重感,活动后加重,皮下硬结或索状硬条,压痛,精神抑郁,烦躁易怒,舌质紫黯,或有瘀斑、瘀点,舌苔薄白,脉弦或涩。

湿热下注型:患部青筋红肿疼痛,有条索状肿物或结节,压痛明显,或小腿溃疡、糜烂渗液,周围皮肤红肿热痛,伴发热、口渴、便秘、溲赤,舌质黯红,舌苔黄腻,脉滑数。

气血两虚型:身体疲乏无力,下肢沉重,青筋迂曲,小腿轻度肿胀,皮肤色素沉着或溃疡经久不愈,肉芽淡红或苍白,脓液清稀,舌质淡红,舌苔薄白,脉沉细弱。

【刺血疗法】

[取穴] 委中、风市,局部血络。(穴位见图 3-2-4)

[操作] 每穴点刺出血 3~5 滴或血变为止,可加用火罐。

【按语】

1. 患者应多吃低脂肪、低热量食品,如新鲜蔬菜、水果、杂粮,适量吃瘦肉、脱脂奶、鸡蛋等,尤其是蔬菜、海带、海蜇、紫菜、木

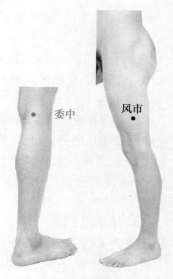

图 3-2-4 下肢静脉曲张取穴

耳、豆制品,以及含维生素 B、维生素 C 的食物等。

2. 患者平日不应盘腿而坐,不宜穿高跟鞋或过紧的鞋子,不应让腿部照射阳光或泡在很热的洗澡水中。

3. 桃仁酒　桃仁 500g(汤浸去皮尖、取仁),清酒 1800ml。先将桃仁打碎研细,以酒绞取汁,再研再绞,使桃仁尽即止。都纳入小瓷瓮中,置于釜内,以高汤煮,至色黄如稀饭即可。每次服50g,每日 2 次。

五、血栓闭塞性脉管炎

血栓闭塞性脉管炎是指发生于中小动脉(同时累及静脉和神经)的慢性进行性节段性炎症性血管损害,病变累及血管全层,导致管腔狭窄、闭塞,又称伯格病。患者可出现间歇性跛行,伴患肢怕冷、麻木、刺痛,足趾有持续性疼痛,尤其在夜间卧床时加剧(静止痛),后期可出现足部坏疽或溃疡。

【症状】

血栓闭塞性脉管炎属中医学"脉痹"、"脱疽"的范畴。主要辨证分型如下:

脉络寒凝型:患肢疼痛,发凉或麻木,畏寒怕冷,肢端皮色苍白、皮温发凉,舌质淡、苔薄白,脉沉细或弦。

脉络血瘀型:患肢持续疼痛,活动后或夜晚加重,疼痛剧烈,彻夜难眠,患足颜色青紫或黯红,可出现瘀斑,伴有肢体发凉,趺阳、太溪脉搏动消失,舌质紫黯、苔薄白,脉沉细涩。

脉络瘀热型:肢体发红肿胀,疼痛剧烈,红肿热痛,舌质红,苔黄腻,脉弦滑。

脉络湿热型:肢体剧烈疼痛,昼轻夜重,局部红肿剧痛,脓多味臭,伴有全身发热,口干喜饮,大便干结,小便黄赤,舌质红绛,苔黄腻或黄燥,甚至出现黑苔,脉滑数或弦数。

气血两虚型:患者体弱,消瘦无力,肢体肌肉萎缩,皮肤干燥、脱屑,面色无华,或创面脓液稀少,久不愈合,舌质淡、苔薄白,脉沉细无力。

【刺血疗法】

[取穴] ①秩边、委中、太冲、足窍阴、阿是穴；②志室、环跳、风市、昆仑。(穴位见图 3-2-5)

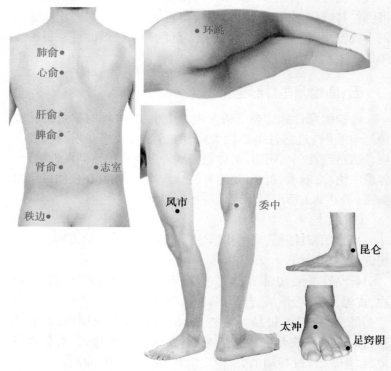

图 3-2-5 血栓闭塞性脉管炎取穴

[操作] 两组穴位交替使用，刺血 3～5 滴或血变为止，可加用火罐。

【按语】

1. 应注意患肢卫生，常用温水或肥皂清洗，经常修剪趾(指)甲，去除污垢。

2. 患者应避免寒冷刺激，冬季尤应注意患肢保暖，平时穿着宽大舒适的鞋袜,避免因局部摩擦、挤压而引起外伤。

3. 赤芍红烧羊肉 羊肉 400g,当归、生地各 30g,干姜 10g,赤芍 50g,黄酒、葱、蒜等适量。当归、生地、赤芍洗干净后,放入纱布袋中扎口,再将羊肉、干姜、纱布袋放入锅中,加清水适量同煮,用文火煎 1 小时后,去掉纱布袋,再用武火煮沸,加黄酒、葱、蒜等调料后食用,每周服用 1 次。

六、直肠脱垂

直肠脱垂是指肛管、直肠,甚至乙状结肠下端外翻脱出于肛门外的一种慢性疾病。患者最初有肛门下坠感或里急后重,初始肿物可自行还纳,随着病情发展需用手还纳,甚至遇咳嗽、喷嚏、举重物等增加腹压的活动时也可脱出;未能及时复位,可发生水肿、嵌顿或绞窄,疼痛剧烈,脱出的黏膜可出现溃疡出血;直肠反复脱出,可致肛门括约肌松弛,常有分泌物流出污染内裤,肛周皮肤出现潮湿、瘙痒、皮肤增厚。

【症状】

直肠脱垂属中医学"脱肛"的范畴。主要辨证分型如下:

气虚下陷型:便后肛门有物脱出,甚则咳嗽、行走、排尿时即脱出,劳累后加重,伴有脘腹重坠,纳少,神疲体倦,气短声低,头晕心悸,舌质淡胖、边有齿痕,脉弱。

肾气不固型:直肠滑脱不收,伴有肛门下坠,腰膝酸软,面白神疲,听力减退,小便频数或夜尿多,久泻久痢,舌淡苔白,脉沉弱。

气血两虚型:直肠脱出无华,伴有面白或萎黄,少气懒言,头晕眼花,心悸健忘或失眠,舌质淡白,脉细弱。

湿热下注型:直肠脱出,嵌顿不能还纳,伴肛门肿痛,面赤身热,口干口臭,腹胀便结,小便短赤,舌红、苔黄腻或黄燥,脉濡数。

【刺血疗法】

[取穴] 督骶、关元、天枢、承山、委中。气虚乏力加百会,

湿热下注加三阴交。(穴位见图 3-2-6)

　　[操作] 以上每穴点刺出血3～5滴或血变为止,可加用火罐。

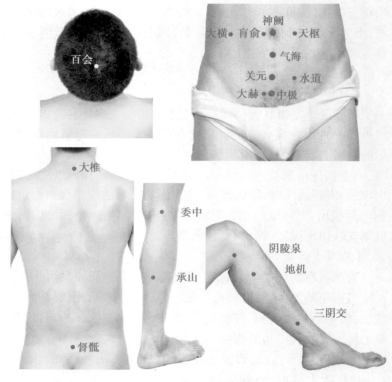

图 3-2-6　直肠脱垂取穴

【按语】

　　1. 直肠脱垂患者饮食宜清淡,平时要多食含纤维素多的蔬菜、水果,保持粪便柔软,不宜吃刺激性、油腻的食物,如辣油、芥末、辣椒等。

　　2. 避免负重远行和久站立,积极治疗慢性腹泻、便秘、慢性咳嗽等疾病。

3. 熏洗法 常用药物有芒硝、五倍子、苦参、高锰酸钾溶液等。以药物加水煮沸 5 ~ 10 分钟,先熏后洗患处,或用毛巾蘸药汁湿敷患处,每日数次。

七、肛瘘

肛瘘又称"肛门直肠瘘",大部分是由肛门直肠脓肿破溃或切开排脓后,经久不愈而形成的肛门周围的肉芽肿性管道,日久后腔道周围有许多瘢痕组织,形成慢性感染性管道。

【症状】

肛瘘属中医学"悬痈"、"坐马痈"、"脏毒"的范畴。主要辨证分型如下:

湿热蕴结型:肛门肿痛、下坠,漏出黄白稠厚的脓液,脓量多而且臭,甚则身热恶寒,口渴不欲饮,大便不畅,小便短赤,舌苔黄腻,脉洪大滑数。

阴虚热蒸型:肛门肿痛,下坠,下漏脓液清稀,色白如豆渣,淋漓不尽,大便秘结或溏泄,午后潮热,食少乏味,盗汗失眠,舌红少津,脉细数。

气滞血瘀型:肛门肿痛,隆起,坚硬如石,漏下脓血污水,如果冻状,恶臭异常,兼见消瘦、乏力、食少,舌黯紫有瘀斑,脉弦。

【刺血疗法】

[取穴] ①龈交、委中;②大肠俞、委中、承山。(穴位见图3-2-7)

[操作] 两组穴位交替使用。第一组穴位每穴点刺出血 3 ~ 5 滴或血变为止,龈交有囊肿者刺破。第二组穴位点刺放血加拔罐,每周 1 次。

【按语】

1. 肛瘘患者应禁食辛辣、肥甘之品,多吃含纤维素多的食品,如蔬菜、水果,保持大便通畅,并于便后清洗肛门周围,保持肛周清洁。

2. 肛瘘患者应尽早治疗,避免外口堵塞,引起脓液积聚,排泄不畅,导致新的支管形成。

3. 绿豆薏米粥　绿豆 50g,薏苡仁 30g,粳米 50g,加清水 500ml,急火煮开 5 分钟,改文火煮 30 分钟,成粥,趁热食用。

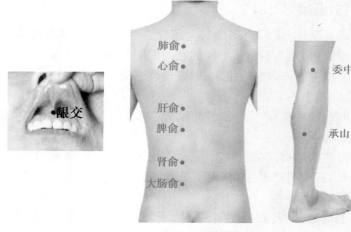

图 3-2-7　肛瘘取穴

八、肛周脓肿

肛周脓肿是指肛管、直肠周围软组织内或其周围间隙内发生急性化脓性感染,并形成脓肿。其特点是自行破溃,或在手术切开引流后常形成肛瘘。

【症状】

肛周脓肿属中医学"痔痛"的范畴。主要辨证分型如下:

湿热下注型:肛门坠胀疼痛、红肿较重,食欲不振,渴不多饮,大便燥结,舌质红、苔黄腻,脉濡数。

气滞血瘀型:肛门肿痛、隆起、坚硬如石,大便排出困难,里急后重,舌紫黯,脉弦或涩。

热毒蕴结型:局部红肿热痛,坐卧不安,受压或咳嗽时症状加剧,溃破后液黄浊,稠而带臭味,伴全身不适,恶寒发热,口渴冷饮,便秘尿赤,舌质红、苔黄,脉细数。

【刺血疗法】

[取穴] 委中、承山、龈交。（穴位见图3-2-8）

[操作] 龈交有囊肿者刺破,委中、承山点刺放血并加用火罐。

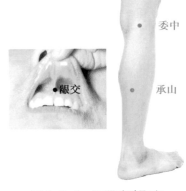

图3-2-8　肛周脓肿取穴

【按语】

1. 患者饮食宜清淡,多吃蔬菜、水果及易消化食物,保持大便柔软、通畅,禁食辛辣等刺激性食物,禁烟酒。

2. 发现肛门周围脓肿,宜早期切开排脓,一次性手术治疗,可防止后遗肛瘘。

3. 芹菜粥　鲜芹菜、粳米、精盐适量。取粳米煮成粥,加入洗净切好的芹菜段,文火炖至米粒极烂,再加入食盐少许即可。每日2次,10～15天为1个疗程。

九、痔

痔是肛门直肠底部及肛门黏膜的静脉丛发生曲张,继而形成的一个或多个柔软静脉团的一种慢性疾病。

【症状】

痔疮属中医学"痔疮"的范畴。主要辨证分型如下：

气滞血瘀型：痔核初发,黏膜瘀血,肛门瘙痒不适,伴有异物感,或轻微便血,瘀阻作痛,舌黯,脉弦涩。

湿热下注型：肛门坠胀灼痛,便血,大便干结,小便短赤,口干苦,舌边尖红,苔黄厚腻,脉弦数。

气血虚弱型：便血日久,眩晕耳鸣,心悸乏力,面色㿠白,舌淡苔白,脉沉细。

【刺血疗法】

[取穴] 委中、承山、大肠俞、龈交。（穴位见图3-2-9）

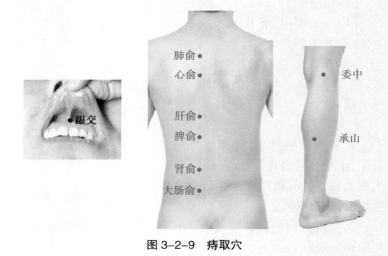

图 3-2-9　痔取穴

[操作] 承山、大肠俞刺血 3～5 滴或血变为止,可加用火罐;龈交点刺出血 1～3 滴或血变为止。

【按语】

1. 注意饮食调理,多喝开水,多吃蔬菜、水果,少食辛辣、酒等刺激之品。

2. 保持大便通畅,养成每天定时排便的习惯,临厕不宜久蹲努责。

3. 木耳柿饼粥　黑木耳 10g,柿饼 30g,粳米 100g,将黑木耳泡发,柿饼切块,加水同煮烂,每日食用。

第三节　骨伤科疾病

一、落枕

落枕是指人在睡觉或外伤后突感颈部肌肉疼痛,尤以头颈部转动时更甚,从而引起颈部活动受限的病症。患者一般多在晨起后,突感一侧颈项强痛,不能俯仰转侧,疼痛可向同侧肩背及上肢扩散。

【症状】

落枕属中医学"失枕"、"失颈"的范畴。主要辨证分型如下:

风寒外袭型:夜寐受风或久卧湿地,晨起颈强,颈部活动受限,俯仰转侧加重,得热痛减,舌苔薄白或白腻,脉弦紧。

气血瘀滞型:夜寐时一种睡姿过久,晨起颈强,颈部活动受限,按摩、活动后减轻,舌淡、苔薄白,脉涩。

【刺血疗法】

[取穴] 落枕穴、大椎、督骶。(穴位见图 3-3-1)

[操作] 每穴点刺出血 3~5 滴或血变为止,可加用火罐。

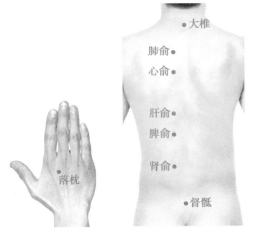

图 3-3-1 落枕取穴

【按语】

1. 调整枕头高度。喜欢仰卧的,枕头的高度一般为人的右手拳头竖起的高度;喜欢侧卧的,高度一般为 10cm 左右。仰卧位时,枕头的下缘最好垫在肩胛骨的上缘,不能使颈部脱空。

2. 注意颈部保暖。颈部受寒冷刺激会使肌肉血管痉挛,加重颈部板滞疼痛。在秋冬季节,最好穿高领衣服;天气稍热,夜间睡眠时应注意防止颈肩部受凉;炎热季节,空调温度不能太低。

3. 落枕症状缓解后可行颈部功能锻炼,以增强颈部力量。方法:两脚开立,与肩同宽,双手叉腰,活动头部,用头部在空中写出"米"字,每日 2 次。

4. 葛根饮　葛根 30g,木瓜 10g,冲茶饮。

二、颈椎病

颈椎病是指颈椎间盘退行性变、颈椎肥厚增生及颈部损伤等引起颈椎骨质增生,或椎间盘脱出、韧带增厚,刺激或压迫颈脊髓、颈部神经、血管而产生引起的临床综合症候群。患者可表现为颈肩痛、头晕头痛、上肢麻木、肌肉萎缩;严重者可引起双下肢痉挛、行走困难,甚至四肢麻痹,大小便障碍,出现瘫痪。

【症状】

颈椎病属中医学"头痛"、"眩晕"、"项强"、"颈肩痛"的范畴。主要辨证分型如下:

风寒痹阻型:夜寐露肩或久卧湿地而致颈强脊痛,肩臂酸楚,遇寒加重,颈部活动受限,甚则手臂麻木发冷,或伴形寒怕冷,全身酸楚,舌苔薄白或白腻,脉弦紧。

劳伤血瘀型:有外伤史或久坐垂首职业者,颈项、肩臂疼痛,甚则放射及前臂,手指麻木,劳累后加重,颈部僵直或肿胀,活动不利,肩胛上下窝及肩头有压痛,舌质紫黯有瘀点,脉涩。

肝肾亏虚型:颈项、肩臂疼痛,四肢麻木乏力,伴头晕眼花,耳鸣,腰膝酸软,遗精,月经不调,舌红、少苔,脉细弱。

【刺血疗法】

[取穴] 大椎、督骶、阿是穴。肩周疼痛加肩井,上肢及手指麻痛加曲池,头晕、头痛、目眩者加百会,恶心呕吐加内关。(穴位见图 3-3-2)

[操作] 每次选 2～3 穴,每穴点刺出血 3～5 滴或血变为止,可加用火罐。

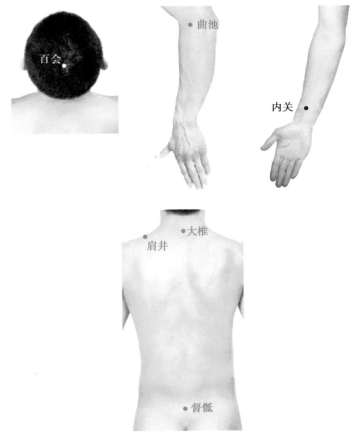

图 3-3-2 颈椎病取穴

【按语】

1. 颈椎病患者需定时改变头颈部体位,注意休息,劳逸结合。抬起头并向四周各方向适当地轻轻活动颈部,不要总是让颈椎处于弯曲或伸直状态。

2. 已经有颈椎病症状的患者,应当减少工作量,适当休息。症状较重、发作频繁者,应当停止工作,绝对休息。

3. 炒盐外敷法　食盐适量炒热,装入布袋中,稍微凉一下,放在颈椎上,等盐全凉了再拿下来。

三、肩周炎

肩周炎是指以肩关节疼痛和活动不便为主要症状的常见病症。患者早期可表现为肩关节阵发性疼痛,常因天气变化及劳累而诱发,后逐渐发展为持续性疼痛,并逐渐加重,昼轻夜重,肩关节向各个方向的主动和被动活动均受限;肩部受到牵拉时,可引起剧烈疼痛;肩关节周围可有广泛压痛,并向颈部及肘部放射,甚至出现三角肌不同程度的萎缩。

【症状】

肩周炎属中医学“肩痹”、“漏肩风”、“肩凝症”、“冻结肩”、“五十肩”的范畴。辨证分型如下:

风寒湿痹型:肩周重滞疼痛,酸胀不舒,夜间尤甚,肩关节屈伸不利,苔薄白或白腻,脉弦滑或沉细。

气血两虚型:面色无华,气短乏力,肩关节疼痛,劳累后加重,休息则痛减,舌淡、苔薄白,脉沉细乏力。

肝肾亏损型:头晕、目眩、耳鸣,步履无力,肩关节功能障碍明显,举动无力,但疼痛不甚明显,舌红、苔少,脉细弱或细数。

筋骨损伤型:骨折或上肢其他部位筋骨损伤,长期固定或日久的累积性损伤,肩关节屈伸不利,疼痛明显,固定不移,入夜加重,舌黯淡、苔薄,脉弦涩。

【刺血疗法】

[取穴] 肩髃、肩髎、肩前、肩贞、阿是穴、曲池。(穴位见图3-3-3)

[操作] 每次选2~3穴,每穴点刺出血3~5滴或血变为止,可加用火罐。

【按语】

1. 肩周炎影响患者生活和工作,应积极进行治疗与保健。患者要加大功能锻炼,如前伸、后伸、外展、平举、上举、通过头顶摸对侧耳朵等,不要怕痛。

2.在患肩上放一块毛巾,用45℃左右的温水冲淋患肩5~10分钟,使热量集中作用于疼痛部位,以达到减轻症状的目的。

3.白芍桃仁粥 白芍25g,桃仁15g,粳米60g。先将白芍水煎取液,约500ml;再把桃仁去皮尖,捣烂如泥,加水研汁,去渣;用两味汁液同粳米煮为稀粥,即可食用。

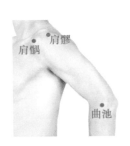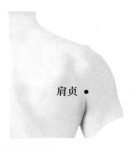

图3-3-3 肩周炎取穴

四、肱骨外上髁炎

肱骨外上髁炎是指因负责手腕及手指背向伸展的肌肉重复用力而引起的,以手肘外侧肌腱发炎疼痛为主要表现的病症。患者可表现为肘关节外侧疼痛,在用力握拳及前臂做旋前伸肘动作(如绞毛巾、扫地等)时可加重,局部有多处压痛,而外观无明显异常。

【症状】

肱骨外上髁炎属中医学"肘劳"的范畴。主要辨证分型如下:

风寒阻络型:肘部酸痛麻木,屈伸不利,遇寒加重,得温痛缓,舌苔薄白或白滑,脉弦紧或浮紧。

湿热内蕴型:肘外侧疼痛,有热感,局部压痛明显,活动后疼痛减轻,伴口渴不欲饮,舌苔黄腻,脉濡数。

气血亏虚型:起病时间较长,肘部酸痛反复发作,提物无力,肘外侧压痛,喜按喜揉,并见少气懒言,面色㿠白,舌淡苔白,脉沉细。

瘀血阻络型:肘外侧疼痛日久,逐渐加重,拒按,活动后疼痛加重,舌黯或舌下瘀青,脉涩。

【刺血疗法】

[取穴] 曲池、肘髎、手三里、阿是穴。(穴位见图3-3-4)

[操作] 以上每穴点刺出血3～5滴或血变为止,手三里可加用火罐。

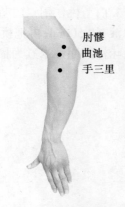

肘髎
曲池
手三里

图3-3-4 肱骨外上髁炎取穴

【按语】

1. 无论是从事家务劳动还是在工作中,伸肘(即伸直上肢)和伸腕不要用力过猛,屈肘、屈腕时也要尽量缓和些,连续工作的时间不要太长,适当休息,这样可以预防复发。

2. 患者在患处做适当的自我按摩,以改善局部血液循环,提高患处自我修复的能力。

3. 患者要减少上肢前臂的活动,制动休息。

4. 舒筋活血散 乳香10g,没药10g,艾叶10g,木瓜10g,桑白皮10g,桃仁6g,川芎10g,生地10g,独活10g,白芍10g,干姜6g。以上诸药,烘干研成粉末,每次取15g,加水适量煎煮,取毛巾一块浸泡于药液中,趁热湿敷患处。

五、腱鞘囊肿

腱鞘囊肿是指发生于关节部腱鞘内的囊性肿物,是关节囊周围结缔组织退变所致的病症,其内容物为无色透明或橙色、淡黄色的浓稠黏液,多发于腕关节,也可发生于掌指关节和足趾的背面、腘窝等处。患者可表现为腕关节、手指背侧或掌面,足及趾的背面、腘窝出现圆形肿块,突出体表,大小不一,表面光滑、边界清楚,与皮肤无粘连,推之能动,触之有囊性感或较硬,压之稍有酸痛感,关节功能不受限或轻度受限。

【症状】

腱鞘囊肿属中医学"筋瘤"、"筋结"的范畴。主要辨证分型如下:

外伤筋脉型:有外伤史,于患处或附近可见圆形肿块,突出体表,按之压痛,舌黯淡、苔薄白,脉涩。

虚寒内生型:关节处可见圆形肿块,突出体表,按之压痛,可伴形寒肢冷、面色无华,舌淡、苔薄白,脉沉弱。

日久劳损型:关节处可见圆形肿块,突出体表,按之压痛,多因日久劳累引起或复发,休息后痛减或肿块变小,舌淡、苔薄白,脉细弱。

【刺血疗法】

[取穴]囊肿局部。

[操作]用三棱针从囊肿最高点刺入,刺破囊肿后,迅速出针,挤压囊肿周围,使内容物全部排出,擦净后用75%酒精棉球擦拭,再用消毒干棉球加压包扎3～5天,注意防护,以防感染。

【按语】

1.养成劳作后用温水洗手的习惯,不宜用冷水,适时活动手,并自行按摩。

2.当刺痛开始时,可以做些温和的手部运动以缓解疼痛。旋转手腕是简单的运动之一。

3.患者不要做过量的手工劳动,避免关节的过度劳损,工作中宜定时休息。

六、肋间神经痛

肋间神经痛指肋间神经由于不同原因的损害,出现炎性反应,而表现为以胸部肋间或腹部呈带状疼痛的综合征。肋间神经痛发病时,可见疼痛由后向前,沿相应的肋间隙放射呈半环形,疼痛呈刺痛或烧灼样,在咳嗽、深呼吸或打喷嚏时疼痛加重,多发于一侧的一支神经。

【症状】

肋间神经痛属中医学"胁痛"的范畴。主要辨证分型如下:

肝郁气滞型:胁肋胀痛,走窜不定,甚则引及肩背,疼痛每因情志变化而增减,胸闷腹胀,嗳气频作,得嗳气而胀痛稍舒,纳少口苦,舌苔薄白,脉弦。

肝胆湿热型:胁肋胀痛或灼热疼痛,口苦口黏,胸闷纳呆,恶心呕吐,小便黄赤,大便不爽,或兼有身热恶寒,身目发黄,舌红、苔黄腻,脉弦滑数。

肝络失养型:胁肋隐痛,悠悠不休,遇劳加重,口干咽燥,心中烦热,头晕目眩,舌红、少苔,脉细弦而数。

瘀血阻络型:胁肋刺痛,痛有定处,痛处拒按,入夜尤甚,胁肋下或见癥块,舌质紫黯,脉沉涩。

【刺血疗法】

[取穴] ①阿是穴、支沟、阳陵泉、足窍阴;②相应节段的背俞穴。(穴位见图 3-3-5)

[操作] 两组穴位交替使用。第一组穴位每穴点刺出血 3 ~ 5 滴或血变为止,可加用火罐。第二组穴位点刺放血加拔罐,每周 1 次。

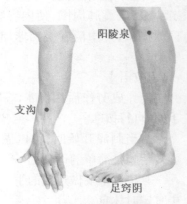

图 3-3-5　肋间神经痛取穴

【按语】

1. 患者调整情绪,保持心情舒畅,避免受凉,预防皮肤感染。

2. 饮食忌辛辣肥甘之品,多吃蔬菜、水果、瘦肉、豆制品等清淡而有营养的食物,勿食生冷不洁、不易消化之物。

3. 当归佛手炖黄鳝　当归、佛手各 10g,黄鳝 300g,料酒 15g,姜、葱适量。将当归、佛手洗净切片,黄鳝去骨和内脏后切片,黄鳝中加入盐、料酒,腌渍片刻后放入炖锅内,加入当归、佛手、姜、葱、盐,放入清水适量,用武火烧沸,再转文火炖熟。每周 1 次。

七、急性腰扭伤

急性腰扭伤是指腰部肌肉、筋膜、韧带等软组织因外力作用突然受到过度牵拉而引起的急性撕裂伤。常发生于搬抬重物、腰部肌肉强力收缩时,甚或听到清脆响声。患者可表现为疼痛剧烈,不能活动;轻者尚能工作,但休息后或次日疼痛加重,甚至不能起床,可见腰部僵硬,腰前凸消失,可有脊柱侧弯及骶棘肌痉挛。在损伤部位可找到明显压痛点。

【症状】

急性腰扭伤属中医学"闪仆"、"腰痛"的范畴。主要辨证分型如下:

气滞血瘀型:闪搓及强力负重后,腰部剧烈疼痛,腰肌痉挛,腰部不能挺直,俯仰屈伸转侧困难,舌黯红或有斑点、苔薄,脉弦紧。

湿热内蕴型:劳动时姿势不当或扭闪后腰部板滞疼痛,有灼热感,可伴腹部疼痛,大便秘结,尿黄赤,舌苔黄腻,脉濡数。

【刺血疗法】

[取穴] 腰部阿是穴、委中。(穴位见图 3-3-6)

[操作] 每穴点刺出血 3～5 滴或血变为止,腰部阿是穴、委中并加用火罐。

【按语】

1. 注意保暖与休息,扭伤初期宜睡硬板床,重者需休息 1～2 周。

2. 掌握正确的劳动姿势,如扛、抬重物时要尽量让胸、腰部挺直,髋膝部屈曲,起身应以下肢用力为

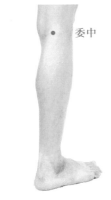

图 3-3-6 急性腰扭伤取穴

主,站稳后再迈步,搬、提重物时,应取半蹲位,使物体尽量贴

近身体。

3. 平时注意保护腰部,避免反复发作。

4. 木瓜花生鲫鱼汤　木瓜 40g,鲫鱼 1 条,花生半碗,盐适量,水适量,姜 1 块。慢煮 1.5～2 个小时后,放盐调味即成。食用之前要把汤面上的油撇去,减低汤的油腻感。

八、腰肌劳损

腰肌劳损是指腰部隐痛反复发作,劳累后加重,休息后缓解等为主要表现的疾病。患者可表现为腰或腰骶部疼痛,反复发作,疼痛可随气候变化或劳累程度而变化,时轻时重,缠绵不愈;急性发作时,各种症状均明显加重,并可有肌肉痉挛,脊柱侧弯和功能活动受限,部分患者可有下肢牵拉性疼痛,但无窜痛和肌肤麻木感;疼痛的性质多为钝痛,可局限于一个部位,也可散布整个背部。

【症状】

腰肌劳损属中医学"腰痛"的范畴。主要辨证分型如下:

寒湿腰痛型:腰部有受寒史,值天气变化或阴雨风冷时加重,腰部冷痛重着、酸麻,或拘挛不可俯仰,或痛连臀腿,舌苔白厚、质胖,脉濡滑。

瘀血腰痛型:腰部有劳伤或陈伤史,劳累、晨起、久坐加重,腰部两侧肌肉触之有僵硬感,痛处固定不移,舌紫黯、舌苔薄,脉涩。

肾虚腰痛型:腰眼部隐隐作痛,起病缓慢,或酸多痛少,乏力易倦,舌苔薄白,脉沉细或细数。

【刺血疗法】

[取穴] 腰部阿是穴、委中、昆仑。遇寒加重加腰阳关,痛处不移加膈俞。(穴位见图 3-3-7)

[操作] 每穴点刺出血 3～5 滴或血变为止,腰部阿是穴、委中可加用火罐。

【按语】

1. 防止潮湿、寒冷受凉,不要随意睡在潮湿的地方;根据气候的变化,随时增添衣服,出汗及雨淋之后,要及时更换湿衣并擦干身体。

2. 身体过于肥胖,必然给腰部带来额外负担,特别是中年人和产后妇女,都是易于发胖的人群,所以要节制饮食,加强体育活动。

3. 腰部用力要适当,不可强力举重,不可负重久行,坐、卧、行走保持正确姿势。

4. 杜仲煲猪肚 杜仲 50g,补骨脂 50g,猪肚 200g。猪肚用盐和水里外搓洗干净,切块,与杜仲加水炖汤,至猪肚烂熟,调味食用。每日 1 次,连服 6 日。尤适用于肾虚腰痛。

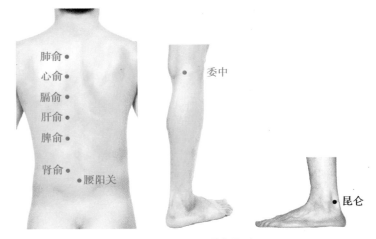

图 3-3-7 腰肌劳损取穴

九、腰椎间盘突出症

腰椎间盘突出症是指由于腰椎间盘变性,纤维环破裂,髓核突出,刺激或压迫神经根、马尾神经所表现出来的一系列临床症状和体征的综合症候群。患者可表现为腰部疼痛,或伴有下肢放射痛、麻木感,在弯腰、甚或咳嗽、用力排便、喷嚏等时,都可诱发,从而造成患者腰部活动受限,甚者出现跛行。

【症状】

腰椎间盘突出症属中医"腰痛"、"腰腿痛"的范畴。主要辨证分型如下：

气滞血瘀型：因腰部扭挫伤引起,腰痛较重,强迫体位,转侧加重或不能转侧,舌黯淡、苔薄白,脉弦数或细涩。

风寒阻络型：腰腿疼痛,有沉重感,遇寒加重,自觉四肢发凉,喜暖恶寒,舌苔白腻,脉沉迟。

湿热下注型：腰腿疼痛,沉软无力,痛处伴有热感,遇热或雨天加重,恶热口渴,小便短赤,舌苔黄腻,脉濡数或弦数。

肝肾两虚型：腰腿痛久治不愈或反复发作,筋骨痿软,腰痛喜按,遇劳加重,卧则减轻,下肢发麻时伴有耳鸣、耳聋,舌淡苔白,脉弦细、尺脉弱。

【刺血疗法】

[取穴] 腰部阿是穴、委中、气端,下肢外侧面疼痛加风市。（穴位见图3-3-8）

[操作] 以上每穴点刺出血3~5滴或血变为止,腰部阿是穴、委中、风市加用火罐。

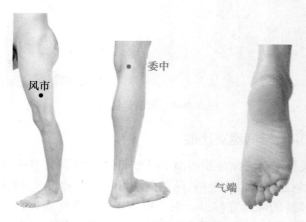

图3-3-8　腰椎间盘突出症取穴

【按语】

1. 改正不良的劳动姿势,避免久坐、久立。

2. 加强肌肉锻炼。强有力的背、腰部肌肉,可防止腰背部软组织损伤,而腹肌和肋间肌锻炼,可增加腹内压和胸内压,此有助于减轻腰椎负荷。

3. 检查有无脊柱先天性或特发性畸形,青少年或工作人员应定期进行健康检查。对于从事剧烈腰部运动工作者,如运动员和杂技演员,应该加强腰背部保护,防止反复损伤。

4. 黄龙海鲜汤　黄鳝500g,大龙虾100g。黄鳝用温水洗净,去内脏。共煮熟,少加生姜及盐,饮汤,食黄鳝和虾。3天1次,连服10日。尤适用于肾阳虚兼血瘀之腰椎间盘突出症。

十、腰三横突综合征

腰三横突综合征是指由于腰三横突上附着的肌肉、韧带、筋膜受到外力牵拉而致撕裂损伤,从而影响刺激到腰三横突附近的神经、血管所产生的一系列临床症状。患病可表现为腰部酸痛,或剧痛,疼痛可达臀部及大腿前方,活动或向对侧弯腰时功能受限,严重时影响日常生活及工作;按压第三腰椎横突外缘时,可有明显的压痛及局限性肌紧张或肌痉挛,甚至引起达大腿及膝部的放射痛。

【症状】

腰三横突综合征属中医学"伤筋"、"腰腿痛"的范畴。主要辨证分型如下:

气滞血瘀型:腰部疼痛,痛如锥刺,固定不移,转侧加重,舌黯淡、苔薄白,脉弦数或细涩。

风寒阻络型:腰部疼痛明显,劳累或受寒时加重,得温则舒,舌苔白腻,脉沉迟。

肝肾虚衰型:腰痛日久,反复发作,筋骨痿软,腰疼喜按,遇劳加重,卧则减轻,舌淡苔白,脉弦细、尺脉弱。

【刺血疗法】

[取穴] 腰部阿是穴、委中。（穴位见图 3-3-9）

[操作] 以上每穴点刺出血 3~5 滴或血变为止,可加用火罐。

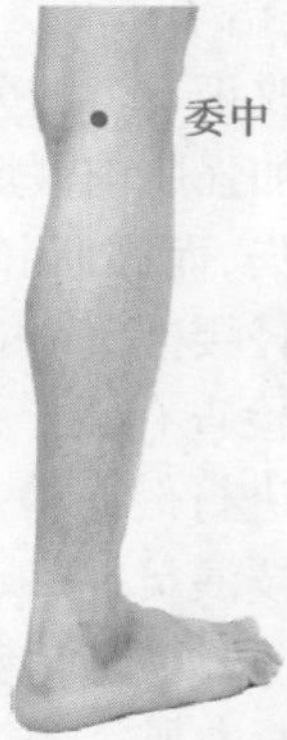

图 3-3-9　腰三横突综合征取穴

【按语】

1. 可饮少量低度白酒、黄酒及葡萄酒,但不宜过多。

2. 加强腰背肌锻炼,取俯卧位,两腿伸直,两手贴在身侧,同时抬头后伸,双臀后伸,双下肢直腿后伸,使腰部尽量后伸。

3. 当归枸杞柏子仁粥　当归、枸杞子各 10g,柏子仁、三七各 3g,粳米 60g。洗净一起放入锅中,加入适量清水煮粥,等到粥将成时,加入适量蜂蜜,再煮一二沸,即可食用。

十一、坐骨神经痛

坐骨神经痛是指由于坐骨神经发生病变,沿坐骨神经通路即腰、臀部、大腿后、小腿后外侧和足外侧发生的疼痛症状群。

【症状】

坐骨神经痛属中医学"痹证"的范畴。主要辨证分型如下:

行痹(风寒湿痹型):肢体关节、肌肉疼痛酸楚,屈伸不利,可涉及肢体多个关节,疼痛呈游走性,初起可见恶风、发热等表证,舌苔薄白,脉浮或浮缓。

着痹(风寒湿痹型):肢体关节、肌肉酸楚重着,疼痛,肿胀散漫,关节活动不利,肌肤麻木不仁,舌质淡、苔白腻,脉濡缓。

痛痹(风寒湿痹型):肢体关节疼痛,痛势较剧,部位固定,遇寒则痛甚,得热则痛缓,关节屈伸不利,局部皮肤或有寒冷感,舌质淡、苔薄白,脉弦紧。

风湿热痹型:游走性关节疼痛,可涉及一个或多个关节,活动不便,局部灼热红肿,痛不可触,可有皮下结节或红斑,常伴有发热、恶风、汗出、口渴、烦躁不安等全身症状,舌质红、苔黄或黄腻,脉滑数或浮数。

痰瘀痹阻型:痹证日久,肌肉关节刺痛,固定不移,或关节肌肤紫黯、肿胀,按之较硬,肢体顽麻或重着,或关节僵硬变形,屈伸不利,有硬结、瘀斑,面色黯黧,眼睑浮肿,或胸闷痰多,舌质紫黯或有瘀斑,舌苔白腻,脉弦涩。

肝肾两虚型:痹证日久不愈,关节屈伸不利,肌肉瘦削,腰膝酸软,或畏寒肢冷,阳痿,遗精,或骨蒸劳热,心烦口干,舌质淡红,舌苔薄白或少津,脉沉细弱或细数。

【刺血疗法】

[取穴] 腰臀部阿是穴、殷门、委中、承山。游走性疼痛加昆仑,下肢外侧疼痛加风市。(穴位见图3-3-10)

[操作] 以上每穴点刺出血3～5滴或血变为止,肌肉丰厚处拔罐。

【按语】

1. 每日睡前用热毛巾或布包的热盐敷腰部或臀部,温度不可太高,以舒适为宜。

2. 患者运动后要注意保护腰部和患肢,内衣汗湿后要及时换洗,防止潮湿的衣服在身上被

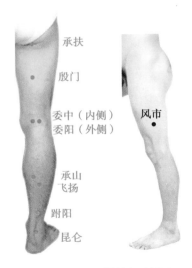

图3-3-10　坐骨神经痛取穴

焐干,出汗后也不宜立即洗澡,待落汗后再洗,以防受凉、受风。

3. 蜜汁木瓜　木瓜1个,蜂蜜适量,生姜2片。将木瓜洗净,去皮切片,放入锅中,加水调适量蜂蜜至300ml,放生姜煮开,微火煮约10分钟即可。喝汤食木瓜,每日食用1次。

十二、踝关节扭伤

踝关节扭伤是指在外力作用下,踝关节骤然向一侧活动而超过其正常活动度时,引起关节周围软组织如关节囊、韧带、肌腱等发生撕裂伤。轻者仅有部分韧带纤维撕裂;重者可使韧带完全断裂或韧带及关节囊附着处的骨质撕脱,甚至发生关节脱位。

【症状】

踝关节扭伤属中医学"伤筋"的范畴。主要辨证分型如下:

外伤筋脉型:踝关节疼痛拒按、肿胀、跛行,有时可见皮下瘀血,足内翻或外翻时疼痛加重,舌淡红、苔薄白,脉弦。

气血亏虚型:反复踝关节扭伤,或扭伤时间较长,疼痛反复发作,喜按喜揉,并见少气懒言,舌淡苔白,脉弱。

【刺血疗法】

[取穴]压痛点、疼痛部位曲张的络脉。

[操作]以上部位点刺放血3~5滴或血变为止。

【按语】

1. 正确使用热敷和冷敷。扭伤初期,即可用冷敷。24小时后,可用热敷。

2. 在扭伤初期,肿胀和疼痛逐渐加重,应停止活动,抬高患肢。待病情趋于稳定后,可逐步加大足踝部的活动。

3. 三七桃仁粥　三七粉5g、桃仁15g,红糖适量,将桃仁捣烂,水浸后研汁去渣,加入三七粉、红糖、粳米,加水400ml,一起熟烂成粥即可食用。

十三、类风湿关节炎

类风湿关节炎是一种以关节滑膜炎为特征的慢性全身性自身免疫性疾病。滑膜炎持久反复发作,可导致关节内软骨和骨的破坏,关节功能障碍,甚至残废。血管炎病变累及全身各个器官,故本病又称为类风湿病。

该病好发于手、腕、足等小关节,反复发作,呈对称分布。早期有关节红肿热痛和功能障碍,晚期关节可出现不同程度的僵硬畸形,并伴有骨和骨骼肌的萎缩,极易致残。

【症状】

类风湿关节炎属中医学"痹证"的范畴。主要辨证分型如下:

风寒湿型:关节肿痛,游走不定或痛有定处,遇寒加重,得热则减,关节屈伸不利或局部发凉,四肢关节深重,局部肌肤麻木不仁,全身畏寒怕冷,大便溏薄,小便清长,舌淡、苔白腻,脉象沉紧或沉缓。

风湿热型:起病较急,关节肿胀,疼痛剧烈,局部灼热发红,手不可近,活动受限,兼有发热口渴,烦闷不安,喜冷恶热,小便短赤,舌质偏红,舌苔白干或黄糙,脉滑数或濡数。

气血两虚型:关节疼痛,肿胀变形,行握俱艰,面色苍白,心悸乏力,身疲困倦,舌体胖大,舌质淡、苔薄白,脉沉细弦紧。

脾肾阳虚型:关节肿痛,长期反复难愈,病变骨节僵硬,活动受限,屈伸不利,疼痛悠悠,同时见面色淡白,肌肉瘦削,神倦乏力,纳食减少,畏寒,腰腿酸软,大便溏薄,小便清长,夜尿频,舌质淡、苔薄白,脉象沉细弱。

肝肾阴虚型:关节疼痛难愈或拘挛不利,局部常有轻度灼热红肿,疼痛多以夜间为明显,同时伴有形体羸瘦,头晕目眩,耳鸣咽干,心烦少寐,手足心热,腰膝酸软,舌质红、少苔或无苔,脉细数。

痰瘀交阻型:痹证历时较长,关节强直,关节周围呈黯黑,疼痛剧烈,筋腱僵硬,肌肉萎缩,或见关节畸形,或出现皮下结节,全身情况较差,舌质紫黯有瘀斑,脉濡涩。

【刺血疗法】

[取穴] 阿是穴、脾俞、胃俞、肝俞、肾俞、膈俞、血海。(穴位见图 3-3-11)

[操作] 每次选 3 ~ 5 穴,每穴点刺出血 3 ~ 5 滴或血变为止,脾俞、胃俞、肝俞、肾俞、膈俞加用火罐。

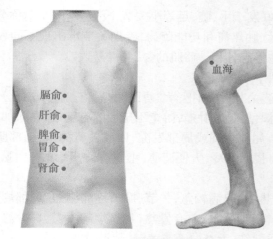

图 3-3-11　类风湿关节炎取穴

【按语】

1. 形成良好的膳食习惯,注意个人卫生,减少发病的诱发因素。避免进食影响机体免疫功能稳定的食物,如虾、蟹等海鲜食品。

2. 加强体育锻炼,增强自身体质。

3. 香鸽汤　白鸽 2 只,将白鸽整理干净,把砂仁 5g、木瓜 10g,用布包裹后,放入白鸽腹中,加水适量,煲粥。吃肉喝汤。剩下骨头焙干,冲黄酒服。

十四、风湿性关节炎

风湿性关节炎是一种常见的急性或慢性结缔组织炎症,可反复发作并累及心脏,临床以关节和肌肉游走性酸楚、重着、疼痛为特征。该病属变态反应性疾病,多以急性发热及关节疼痛起病。

【症状】

风湿性关节炎属中医学"痹证"的范畴。主要辨证分型如下:

行痹型:肢体关节、肌肉酸痛,上下左右关节游走不定,但以上肢为多见,以寒痛为多,亦可轻微热痛,或见恶风寒,舌苔薄白或薄腻,脉多浮或浮紧。

痛痹型:肢体关节疼痛较剧,甚至关节不可屈伸,遇冷痛甚,得热则减,痛处多固定,亦可游走,皮色不红,触之不热,苔薄白,脉弦紧。

着痹型:肢体关节疼痛重着、酸楚,或有肿胀,痛有定处,肌肤麻木,手足困重,活动不便,苔白腻,脉濡缓。

热痹型:肢体关节疼痛,痛处焮红灼热,肿胀疼痛剧烈,得冷则舒,筋脉拘急,日轻夜重,多兼有发热,口渴,烦闷不安,舌质红、苔黄腻或黄燥,脉滑数。

气血亏虚型:四肢乏力,关节酸沉,绵绵而痛,麻木尤甚,汗出畏寒,时见心悸,纳呆,颜面微青而白,形体虚弱,舌质淡红欠润滑、苔黄或薄白,脉多沉虚而缓。

【刺血疗法】

[取穴]阿是穴、脾俞、肝俞、肾俞、至阳。行痹加风门,痛痹加内关,着痹加阴陵泉,气血亏虚加足三里,热痹加大椎。(穴位见图 3-3-13)

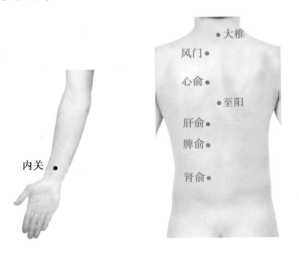

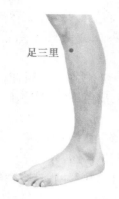
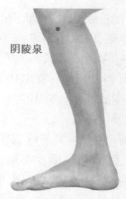

足三里　　　　　阴陵泉

图 3-3-12　　风湿性关节炎取穴

[操作] 每穴点刺出血 3~5 滴或血变为止,内关、脾俞、肝俞、肾俞、膈俞加用火罐。

【按语】

1. 加强体育锻炼,增强身体素质;合理膳食,加强营养,提高机体免疫力。

2. 随时应对气候的变化,增添衣物,避免风寒湿邪侵袭。

3. 舒筋活血酒　白术、独活、杜仲、仙灵脾各 15g,全蝎、秦艽、防风、姜黄、延胡索、木瓜、牛膝、当归、川芎、金银花、麻黄、乌梅各 9g,蜈蚣 3 条,白酒 250ml,红糖 250g。将药、酒共置陶罐内,布封口,泥糊紧,文火煎 2 小时后,埋地下或放进井水中,去火毒,一昼夜后滤渣取液备用。饭后服 35ml,每日 3 次,10 天为 1 个疗程。

十五、不安腿综合征

不安腿综合征是发生于下肢的一种自发的、难以忍受的痛苦症状。该病多发生在夜间睡眠时,安静状态下严重,活动后反而减轻。临床表现以下肢腓肠肌最常见,出现撕裂感、蚁走感、刺痛、烧灼感、疼痛等腿麻的不适感,多见于中老年人。

【症状】

不安腿综合征属中医学"痹证"的范畴。主要辨证分型如下：

气血不足型：年老体弱,或久病不愈,腿部酸麻胀,按之得舒,舌淡、苔少,脉濡细。

湿邪痹阻型：外感寒湿邪气,或久居湿地,腿部冷痛,舌淡胖、苔腻,脉濡滑。

瘀血阻络型：跌打损伤病史,下肢部皮肤颜色黯淡无泽,腿部刺痛,舌黯红,脉涩。

【刺血疗法】

[取穴] 印堂、太阳、内关、膻中、委中、足三里、承山。气血不足型加脾俞,湿邪痹阻型加阴陵泉、公孙,瘀血阻络型加血海。(穴位见图3-3-14)

[操作] 每次取3~5穴,每穴点刺出血3~5滴或血变为止,内关、膻中、足三里、承山、委中加用火罐。

【按语】

1.注意腿部保暖,避开潮湿阴冷的环境。睡前用温水洗脚,并加以按摩,使小腿部肌肉得以放松。

2.保持舒畅的心情,避免抑郁和焦虑的情绪。

3.芍药甘草饮 白芍、甘草各15g,水煎代茶饮。

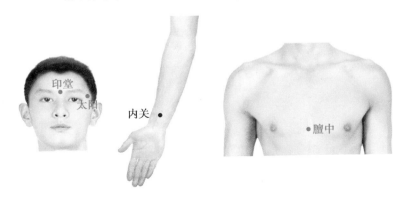

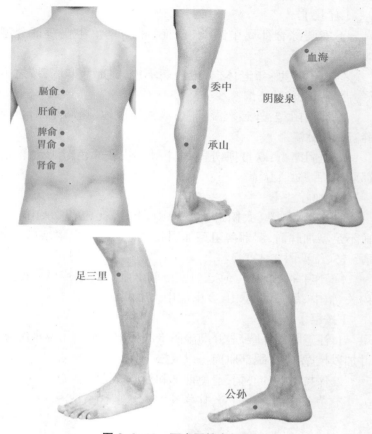

图 3-3-13　不安腿综合征取穴

第四节　妇 科 疾 病

一、原发性痛经

原发性痛经是指女性在生殖器官无明显病变的情况下,经期及其前后出现小腹或腰部疼痛,甚至痛及腰骶;每随月经周期而发,严重者可伴恶心呕吐、冷汗淋漓、手足厥冷,甚至昏厥,给工作及生活带来影响。

【症状】

原发性痛经属中医学"痛经"、"经行腹痛"的范畴。主要辨证分型如下：

肾气亏损型：经期或经后小腹隐隐作痛，喜按，月经量少，色淡质稀，头晕耳鸣，腰酸腿软，小便清长，面色晦暗，舌淡、苔薄，脉沉细。

气血虚弱型：经期或经后小腹隐痛喜按，月经量少，色淡质稀，神疲乏力，头晕心悸，失眠多梦，面色㿠白，舌淡、苔薄，脉细弱。

气滞血瘀型：经前或经期小腹胀痛拒按，胸胁、乳房胀痛，经行不畅，经色紫黯有块，块下痛减，舌紫黯，或有瘀点，脉弦或弦涩有力。

寒凝血瘀型：经前或经期小腹冷痛拒按，得热则痛减，经血量少，色黯有块，畏寒肢冷，面色青白，舌黯、苔白，脉沉紧。

湿热蕴结型：经前或经期小腹灼痛拒按，痛连腰骶，或平时小腹痛，至经前疼痛加剧，经量多或经期长，经色紫红，质稠或有血块，平素带下量多，黄稠臭秽，或伴低热，小便黄赤，舌红、苔黄腻，脉滑数或濡数。

【刺血疗法】

[取穴] 印堂、三阴交、十七椎、次髎。乳房胀痛加太冲，体倦乏力加足三里，小腹冷痛加关元。（穴位见图3-4-1）

[操作] 每次选2~3穴，每穴点刺出血3~5滴或血变为止，十七椎、次髎加用火罐；关元用灸法。

【按语】

1. 经前期及行经期注意腹部保暖，勿食冷饮、辣椒、醋、甜品及田螺等食物，平时注意营养，适当锻炼，增强体质。

2. 剧痛时应卧床休息，如出现面色㿠白、肢冷出汗等虚脱症状，应立即平卧、保暖，必要时就诊。

3. 当归羊肉煲　当归10g、肉桂3g、陈皮6g、羊肉500g。将羊肉洗净,切块,与陈皮、当归同放入煲内焖煮至烂,放入肉桂煲30分钟,调味食用,每周1次。

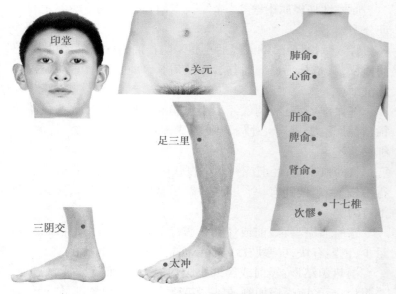

图 3-4-1 原发性痛经取穴

二、闭经

闭经可分为原发性和继发性两种,凡年过18岁仍未行经者称为原发性闭经;在月经初潮以后,正常绝经以前的任何时间内(妊娠或哺乳期除外),月经闭止超过6个月者称为继发性闭经。

【症状】

闭经属中医学"女子不月"、"经水不通"的范畴。主要辨证分型如下:

肾气虚衰型:月经初潮来迟,或月经后期量少,渐至闭经,头晕耳鸣,腰酸腿软,小便频数,性欲淡漠,舌淡红、苔薄白,脉沉细。

肾阴不足型:月经初潮来迟,或月经后期量少,渐至闭经,头晕耳鸣,腰膝酸软,或足跟痛,手足心热,甚则潮热盗汗,心烦少寐,颧红唇赤,舌红、苔少或无苔,脉细数。

肾阳虚型:月经初潮来迟,或月经后期量少,渐至闭经,头晕耳鸣,腰痛如折,畏寒肢冷,小便清长,夜尿多,大便溏薄,面色晦暗,或目眶黯黑,舌淡、苔白,脉沉弱。

脾虚血弱型:月经停闭数月,头晕目花,心悸怔忡,少寐多梦,肢倦神疲,食欲不振,脘腹胀闷,大便溏薄,面色淡黄,舌淡胖有齿痕、苔白腻或少,脉缓弱。

气滞血瘀型:月经停闭数月,小腹胀痛拒按,精神抑郁,烦躁易怒,胸胁胀满,嗳气叹息,舌紫黯或有瘀点,脉沉弦或涩而有力。

寒凝血瘀型:月经停闭数月,小腹冷痛拒按,得热则痛缓,形寒肢冷,面色青白,舌紫黯、苔白,脉沉紧。

痰湿阻滞型:月经停闭数月,带下量多,色白质稠,形体肥胖,或面浮肢肿,神疲肢倦,头晕目眩,心悸气短,胸脘满闷,舌淡胖、苔白腻,脉滑。

【刺血疗法】

[取穴] 归来、次髎、血海、三阴交、太冲。心烦加心俞,心悸加内关,体倦乏力加足三里,小腹冷痛加关元。(穴位见图3-4-2)

[操作] 每次选2~3穴,每穴点刺出血3~5滴或血变为止,归来、次髎、心俞、血海加用火罐;关元加用灸法。

【按语】

1. 单纯性营养不良引起闭经的患者需要增加营养,保持标准体重;体重过重而肥胖的女性闭经,需进低热量饮食,但饮食需富含维生素和矿物质。

2. 患者应加强锻炼,进行适当的体力劳动,增强体质,保证睡眠,保持心情舒畅。

3. 牛膝猪蹄煲 川牛膝10g(布包),猪蹄2只,黄酒20ml,加水500ml,炖至猪蹄熟烂,加葱、姜、盐等调味品,食猪蹄肉、喝汤,每周1次。

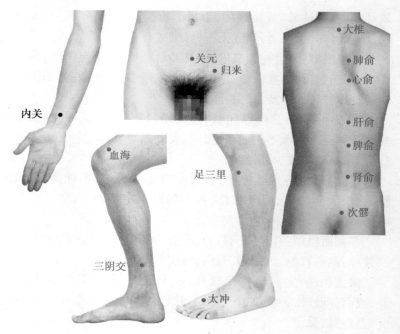

图 3-4-2　闭经取穴

三、月经不调

月经不调指月经周期或提前或延后 1～2 周者,患者可表现为月经周期或出血量的异常,或是月经前、经期时的腹痛及全身症状。

【症状】

月经不调属中医学"月经先后无定期"的范畴。主要辨证分型如下:

肾气不足型:经行或先或后,量少,色淡,质稀,头晕耳鸣,腰酸腿软,小便频数,舌淡、苔薄,脉沉细。

脾气虚弱型:经行或先或后,量多,色淡质稀,神倦乏力,脘腹胀满,纳呆食少,舌淡、苔薄,脉缓。

肝气郁证型:经行或先或后,经量或多或少,色黯红,有血块,或经行不畅,胸胁、乳房、少腹胀痛,精神郁闷,时欲太息,嗳气食少,舌质正常、苔薄,脉弦。

【刺血疗法】

[取穴] 次髎、水道、血海、三阴交、太冲、太白、大敦、隐白。（穴位见图 3-4-3）

[操作] 每次选 2~3 穴,每穴点刺出血 3~5 滴或血变为止,次髎、水道、血海加用火罐。

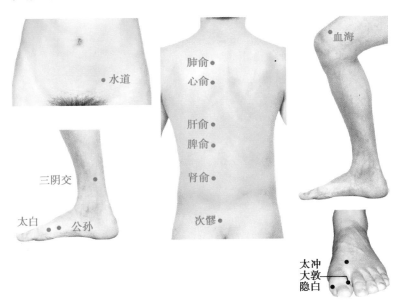

图 3-4-3　月经不调取穴

【按语】

1. 患者要避免受寒,尤其是避免小腹部受寒,多吃含有铁和滋补性的食物如乌鸡、羊肉、鱼子、虾、猪羊肾脏、黑豆、海参、胡桃仁等。

2. 保持规律的生活习惯,减轻工作压力,避免熬夜、过度劳累,适度体育锻炼,提高机体素质。

3. 山楂红糖饮　生山楂肉 50g,红糖 10g。山楂水煎去渣,冲入红糖,热饮,每日数次。

四、功能性子宫出血

功能性子宫出血是指异常的子宫出血,在没有全身及生殖器官器质性病变的情况下,由神经内分泌系统功能失调所致。表现为月经周期不规律、经量过多、经期延长或不规则出血。

【症状】

功能性子宫出血属中医学"月经过多"、"经间期出血"的范畴。主要辨证分型如下:

气虚不摄型:行经量多,或经间期出血,色淡红,质清稀,神疲体倦,气短懒言,小腹空坠,面色苍白,舌淡、苔薄,脉缓弱。

血热妄行型:经行量多,或经间期出血,色鲜红或深红,质黏稠,口渴饮冷,心烦多梦,尿黄便结,舌红、苔黄,脉滑数。

气滞血瘀型:经行量多,或经间期出血,色紫黯,质稠有血块,经行腹痛,或平时小腹胀痛,舌紫黯或有瘀点,脉涩有力。

【刺血疗法】

[取穴] 百会、腰阳关、次髎、三阴交、大敦、隐白。(穴位见图 3-4-4)

[操作] 每次选 2~3 穴,每穴点刺出血 3~5 滴或血变为止,腰阳关、次髎、血海加用火罐。

【按语】

1. 饮食宜以清淡为好,忌用滋腻、温热动火之物,多食蔬菜、水果和有止血作用的食物,如荠菜、莲藕、芹菜、木耳、胡萝卜、西红柿、百合等。

2. 注意经期卫生,每日清洗会阴部 1 次,并勤换月经垫及内裤;劳逸适度,避免精神过度紧张。

3. 山药莲子粥　山药、莲子各 50g,粳米 100g。将上料共同煮粥,每日 1 次。

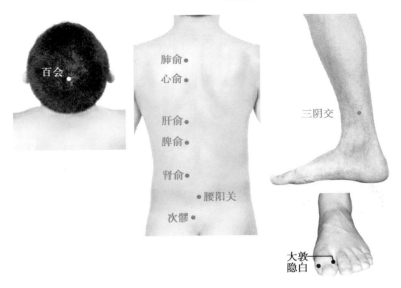

图 3-4-4　功能性子宫出血取穴

五、经前期综合征

经前期综合征是指育龄妇女在月经前 7～14 天(即在月经周期的黄体期),反复出现一系列精神、情绪障碍、行为及体质等方面的症状,月经来潮后症状迅即消失。患者最初可有乏力、疲劳、困倦、嗜睡等症状,也可表现为精神紧张、身心不安、烦躁、易怒,或抑郁不乐、焦虑、忧伤、情绪淡漠;可伴有头痛、乳房胀痛。

【症状】

经前期综合征属中医学"经行情志异常"的范畴。主要辨证分型如下:

心血不足型:经前或经期,精神恍惚,心神不宁,无故悲伤,心悸失眠,月经量少,色淡,舌薄白,脉细。

肝经郁热型:经前或经期烦躁易怒,或抑郁不乐,头晕目眩,口苦咽干,胸胁胀满,不思饮食,月经量多,色深红,舌红、苔黄,脉弦数。

痰火上扰型：经前或经期精神狂躁，语无伦次，头痛失眠，心胸烦闷，不思饮食，舌红、苔黄腻，脉滑数有力。

【刺血疗法】

[取穴] 太阳、印堂、心俞、肺俞、肝俞、脾俞、肾俞、三阴交、太冲。（穴位见图3-4-5）

[操作] 每次选2～3穴，每穴点刺出血3～5滴或血变为止，心俞、肺俞、肝俞、脾俞、肾俞加用火罐。

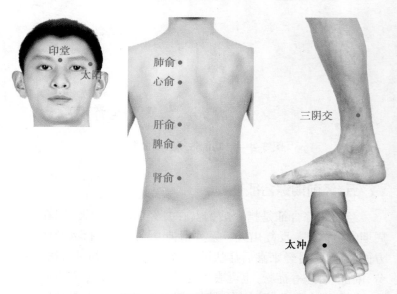

图3-4-5　经前期综合征取穴

【按语】

1. 经前、经期忌过食生冷寒凉、辛燥之品，如梨、香蕉、马蹄、白菜、花椒、丁香、胡椒、辣椒等，尽量限制水、盐的摄入量。

2. 经前期应调整心情，保持心情舒畅。

3. 牡蛎海带汤　鲜牡蛎肉250g，海带50g，放入砂锅，加适量水，用小火煮沸，煮沸后加葱、姜、盐等调味品，再加入麻油适量即成。可当汤佐餐，每周1次。

六、急性乳腺炎

急性乳腺炎是指乳腺的乳腺管内和周围结缔组织的急性化脓性感染,多发生于产后哺乳期的妇女,尤其是初产妇更为多见。患者初期可有发冷、高热、寒战、头痛,乳房胀痛或搏动性疼痛、局部硬结,进而出现红、肿、热、压痛;若形成脓肿则有波动感,感染表浅者可自行破溃;患侧腋窝淋巴结可出现肿大、压痛。

【症状】

急性乳腺炎属中医学"乳痈"的范畴。主要辨证分型如下:

气滞热蕴型:乳房部肿胀疼痛,肿块或有或无,皮色不变或微红,乳汁排泄不畅,伴恶寒发热,头痛骨楚,口渴,便秘,舌淡红或红、苔薄黄,脉浮数或弦数。

热毒炽盛型:肿块逐渐增大,皮肤焮红,灼热,疼痛如鸡啄,肿块中央渐软,有应指感,可伴壮热,口渴饮冷,面红目赤,烦躁不宁,大便秘结,小便短赤,舌红、苔黄干,脉数或滑数。

正虚邪恋型:溃破后乳房肿痛减轻,但疮口脓水不断,脓汁清稀,愈合缓慢,或乳汁从疮口溢出形成乳漏,面色少华,全身乏力,头晕目眩,或低热不退,食欲不振,舌淡、苔薄,脉弱无力。

【刺血疗法】

[取穴] 曲泽、委中、肩井、天宗。脓肿形成加脓肿局部。(穴位见图 3-4-6)

[操作] 每穴点刺出血 3～5 滴或血变为止,并加用火罐;脓肿处可刺 1～3 针排脓,也可加用小口径火罐。

【按语】

1. 妊娠最后 2 个月,经常用淡盐水或清水擦洗乳头、乳晕,以保持乳头部卫生。

2. 孕妇或产妇保持心情舒畅,哺乳时应双侧乳房轮流哺喂,并不断改变抱婴姿势,使乳腺管充分吸空,哺乳后要排尽剩余乳汁,可用吸奶器或手按摩挤出。还要避免婴儿咬伤乳头。

3. 外治法　鲜蒲公英 100g,葱白 50g,捣烂成糊状,敷于患处,用绷带固定,每天换药 1～2 次。

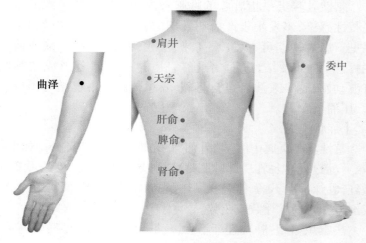

肩井

天宗

委中

曲泽

肝俞

脾俞

肾俞

图 3-4-6　急性乳腺炎取穴

七、乳腺增生

乳腺增生是指正常乳腺小叶生理性增生与复旧不全,使乳腺正常结构出现紊乱。患者可出现一侧或两侧乳房的胀痛或刺痛,乳房内可触及单个或多个大小不一的片状、结节状、条索状等肿块,常有触痛,月经前肿块增大、变硬,月经来潮后肿块缩小、变软。

【症状】

乳腺增生属中医学"乳癖"的范畴。主要辨证分型如下:

肝郁痰凝型:乳房胀痛或刺痛,乳房肿块随喜怒消长,伴胸闷胁胀,善郁易怒,失眠多梦,多见于青壮年妇女,舌质淡红、苔薄白,脉弦或细涩。

冲任失调型:乳房肿块或胀痛,经前加重,经后缓减,伴腰酸乏力,神疲倦怠,头晕,月经先后失调,量少色淡,甚或经闭,多见于中年妇女,舌淡、苔白,脉沉细。

【刺血疗法】

[取穴] 曲泽、天宗、足三里、太冲。（穴位见图3-4-7）

[操作] 以上每穴点刺出血3～5滴或血变为止，曲泽、天宗、足三里加用火罐。

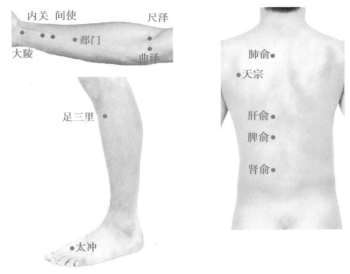

图 3-4-7　乳腺增生取穴

【按语】

1. 患者忌食辛辣、刺激食物，少喝咖啡，戒烟忌酒，少吃油炸食品、动物脂肪和内脏、甜食，防止肥胖。

2. 饮食宜清淡，多吃蔬菜、水果、牛奶及其制品，适当补充钙。

3. 全蝎2只，夹于馒头或糕点中，一日1次。

八、子宫脱垂

子宫脱垂是指支撑子宫的组织受损伤或薄弱，致使子宫从正常位置沿阴道下降，子宫颈外口坐骨棘水平以下甚至子宫全部脱出阴道口外的一种生殖伴邻近器官变位的综合征。患者可出现小腹下坠,阴道口有物脱出,严重时不能够自行还纳;带下量多,若因摩擦损伤,红肿溃烂,黄水淋漓,或带下色黄如脓,或夹血水,有秽臭气;可伴尿频、排尿困难,或尿失禁,大便秘结的症状。

【症状】

子宫脱垂属中医学"阴挺"的范畴。主要辨证分型如下:

气虚失固型:子宫下移,或脱出阴道口外,劳则加剧,小腹下坠,神倦乏力,少气懒言,小便频数,或带下量多,色白质稀,面色少华,舌淡、苔薄,脉缓弱。

肾气虚衰型:子宫下移,或脱出阴道口外,小腹下坠,小便频数,腰酸腿软,头晕耳鸣,舌淡、苔薄,脉沉细。

湿热下注型:阴部肿胀疼痛,溃疡,黄水淋漓不断,有异味,伴身热、心烦,小便短赤而灼热,口苦咽干,舌苔腻,脉象滑数。

【刺血疗法】

[取穴]①百会、肾俞、次髎。神倦乏力加足三里,身热、心烦加太阳。②中脘、关元、大横、神阙、章门。③肺俞、心俞、肝俞、脾俞、肾俞。(穴位见图3-4-8)

[操作]第一组每次选2~3穴,每穴点刺出血3~5滴或血变为止,肾俞、次髎加用火罐。第二、三组穴位拔罐。

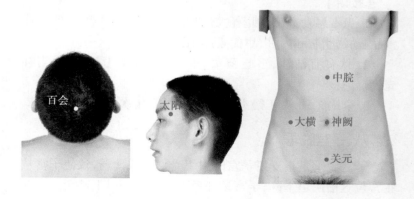

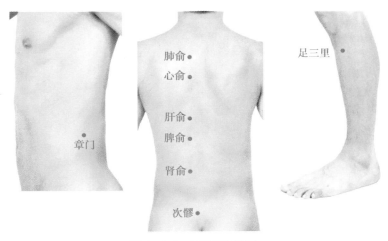

图 3-4-8 子宫脱垂取穴

【按语】

1. 子宫脱垂患者要避免重体力劳动,避免久站、下蹲、跳跃等动作。

2. 伴有咳嗽、哮喘、便秘者应积极治疗这些伴随症,以免在咳喘、排便用力时增加腹内压,而使子宫向下脱垂。

3. 党参小米粥 党参 30g,升麻 10g,小米 50g。将二药水煎取汁,加小米煮为稀粥,每日 1 次,10 ~ 15 天为 1 个疗程。

九、慢性盆腔炎

慢性盆腔炎是指女性内生殖器及其周围结缔组织、盆腔腹膜的慢性炎症。患者全身症状多不明显,有时可有低热,易感疲乏,精神不振、周身不适、失眠,月经紊乱,白带增多,下腹部坠胀、疼痛,腰骶部酸痛及不孕等,如已形成慢性附件炎,则可触及肿块。

【症状】

慢性盆腔炎属中医学"妇人腹痛"、"带下"的范畴。主要辨证分型如下：

肾阳虚衰型：小腹冷痛下坠，喜温喜按，腰酸膝软，头晕耳鸣，畏寒肢冷，小便频数，夜尿量多，大便不实，舌淡、苔白滑，脉沉弱。

血虚失荣型：小腹隐痛，喜按，头晕眼花，心悸少寐，大便燥结，面色萎黄，舌淡、苔少，脉细无力。

气滞血瘀型：小腹或少腹胀痛，拒按，胸胁、乳房胀痛，脘腹胀满，食欲欠佳，烦躁易怒，时欲太息，舌紫黯或有紫点，脉弦涩。

湿热瘀结型：小腹疼痛拒按，有灼热感，或有积块，伴腰骶胀痛，低热起伏，带下量多、黄稠、有臭味，小便短黄，舌红、苔黄腻，脉弦滑而数。

寒湿凝滞型：小腹冷痛，痛处不移，得温痛减，带下量多、色白、质稀，形寒肢冷，面色青白，舌淡、苔白腻，脉沉紧。

【刺血疗法】

[取穴] 关元、水道、肾俞、次髎、血海、三阴交、大敦、隐白。体倦乏力加足三里，发热加大椎。（穴位见图3-4-9）

[操作] 每次选2~3穴，，每穴点刺出血3~5滴或血变为止，关元、水道、肾俞、次髎、血海加用火罐，关元可加用温和灸，每次30分钟。

【按语】

1. 少穿紧身裤、连裤袜，多穿宽松的运动裤或休闲裤，保持阴部干爽透气，减少细菌滋生，患病及治疗期间应尽力停止性生活。性伴侣有炎症者，同时治疗。

2. 每天至少清洗外阴一次，用温开水清洗；洗干净后立即换上干净的棉质内裤，并及时清洗换下的内裤。

3. 白菜绿豆饮　白菜根茎1个，绿豆芽30g。将白菜根茎洗净切片，与绿豆芽一同放入锅内，加水适量，武火烧沸后，改用文火熬15分钟，去渣，待凉装入罐中，频频服用。

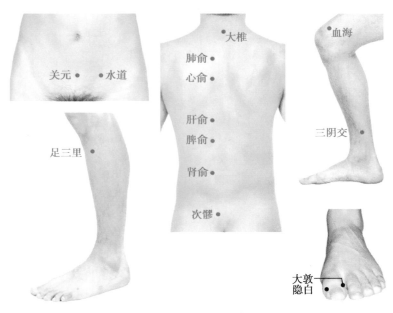

图 3-4-9　慢性盆腔炎取穴

十、妊娠呕吐

妊娠呕吐是指受孕后 2~3 个月之间,反复出现的以恶心、呕吐、厌食或食入即吐为主要症状的孕期病症。

【症状】

妊娠呕吐属中医学"妊娠恶阻"的范畴。主要辨证分型如下:

胃虚气逆型:妊娠早期,恶心呕吐,吐出食物,甚则食入即吐,脘腹胀闷,不思饮食,头晕体倦,怠惰思睡,舌淡、苔白,脉缓滑无力。

肝热上冲型:妊娠早期,呕吐酸水或苦水,胸胁满闷,嗳气叹息,头晕目眩,口苦咽干,渴喜冷饮,便秘溲赤,舌红、苔黄燥,脉弦滑数。

痰滞气机型:妊娠早期,呕吐痰涎,胸膈满闷,不思饮食,口中淡腻,头晕目眩,心悸气短,舌淡胖、苔白腻,脉滑。

气阴两亏型:反复呕吐,精神萎靡,形体消瘦,眼眶下陷,双目无神,四肢无力,发热口渴,尿少便秘,唇舌干燥,舌红、苔薄黄或光剥,脉细滑数无力。

【刺血疗法】

[取穴] 内关、太冲。(穴位见图 3-4-10)

[操作] 以上每穴点刺出血 3～5 滴或血变为止,可加用火罐。

【按语】

1. 保持情志的稳定与舒畅,注意饮食卫生,饮食以营养价值高且易消化为主,可采取少吃多餐的方法。

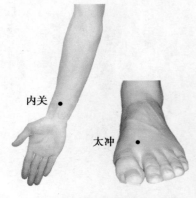

图 3-4-10 妊娠呕吐取穴

2. 居室尽量布置得清洁、安静、舒适,避免异味的刺激;呕吐后应立即清除呕吐物,以避免恶性刺激,并用温开水漱口,保持口腔清洁。

3. 橘皮生姜饮 橘皮 10g、生姜 5 片、红糖 20g,煎水代茶,频频服用。

十一、产后乳汁不足

产后乳汁不足是指产妇在哺乳时乳汁甚少或全无,不足够甚至不能喂养婴儿的病症。

【症状】

产后乳汁不足属中医学"乳汁不行"的范畴。主要辨证分型如下:

气血虚弱型:产后乳少,甚或全无,乳汁清稀,乳房柔软,无胀满感,神倦食少,面色无华,舌淡、苔少,脉细弱。

肝气郁滞型:产后乳汁涩少,浓稠,或乳汁不下,乳房胀硬、疼痛,情志抑郁,胸胁胀闷,食欲不振,或身有微热,舌质正常、苔薄黄,脉弦细或弦数。

痰湿壅阻型:形体肥胖产后缺乳,产后乳汁不行,乳房胀痛,胸闷不舒,纳谷不香,厌油腻厚味,嗜卧倦怠,头晕头重,舌胖、苔白腻,脉滑。

【刺血疗法】

[取穴] ①少泽、肺俞;②心俞、肝俞、脾俞、肾俞。(穴位见图3-4-11)

[操作] 首先少泽、肺俞刺血3~5滴,接着肺俞、心俞、肝俞、脾俞、肾俞拔罐。

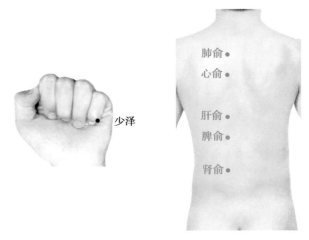

图3-4-11 产后乳汁不足取穴

【按语】

1. 患者奶水越少,越要增加宝宝吮吸的次数,由于宝宝吮吸的力量较大,可借助宝宝的嘴巴来按摩乳晕,增强乳汁的分泌。每次哺乳后要让宝宝充分吸空乳房,这样利于乳汁的再生。

2. 患者保持心情舒畅,戒急躁。

3. 饮食上可以多吃营养丰盛的食物,如猪蹄、黑鱼、鹅蛋、鸡蛋等,多喝粥。

4. 山甲芝麻粥　炙山甲 5g,研细末;黑芝麻 50g,粳米适量。将黑芝麻捣碎,粳米洗净后,加适量水煮成粥,每日食用。

十二、产后尿潴留

产后尿潴留是指产后 6~8 小时,不能自行排尿或排尿不畅致尿液残存。患者可出现小腹胀急疼痛,尿液点滴而下或闭塞不通。

【症状】

产后尿潴留属中医学"产后小便不通"的范畴。主要辨证分型如下:

气化无力型:产后小便不通,小腹胀急疼痛,精神萎靡,气短懒言,面色苍白,舌淡、苔薄白,脉缓弱。

肾气虚损型:产后小便不通,小腹胀急疼痛,坐卧不宁,腰膝酸软,面色晦暗,舌淡、苔薄润,脉沉细无力、尺脉弱。

肝气郁滞型:产后小便不通,小腹胀痛,情志抑郁,或胸胁胀痛,烦闷不安,舌象正常,脉弦。

血瘀阻络型:产后小便不通,小腹胀满刺痛,乍寒乍热,舌黯、苔薄白,脉沉涩。

【刺血疗法】

[取穴] 支沟、偏历、阴陵泉、三阴交、太冲、太溪、至阴。(穴位见图 3-4-12)

[操作] 每次选 2~3 穴,每穴点刺出血 3~5 滴或血变为止,可加用火罐。

【按语】

1. 孕妇在产后 4~6 小时内,无论有无尿意,应主动排尿。产后短时间内多吃些带汤饮食,多喝红糖水,使膀胱迅速充盈,以此来强化尿意。

2. 用温开水洗外阴部或热水熏外阴部以解除尿道括约肌痉

挛,诱导排尿反射,也可用持缓的流水声诱导排尿。

3.热敷法　热敷耻骨上膀胱区及会阴,对尿潴留时间较短、膀胱充盈不严重的患者常有很好的疗效。也可采用热水浴,如在热水中有排尿感,可在水中试排,不要坚持出浴盆排尿,防止失去自行排尿的机会。

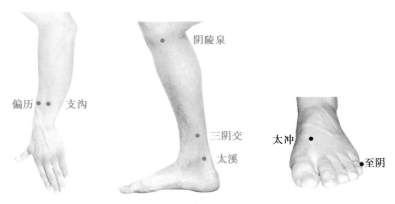

图 3-4-12　产后尿潴留取穴

十三、不孕症

不孕症是指婚后同居,有正常性生活,未避孕达 1 年以上而未能怀孕者。根据婚后是否受过孕又可分为原发性不孕和继发性不孕。原发性不孕指从未妊娠过;继发性不孕指曾有过妊娠,以后 1 年以上未避孕而未再妊娠。

【症状】

不孕症属中医学"全不产"、"断绪"的范畴。主要辨证分型如下:

肾气虚损型:婚久不孕,月经不调,经量或多或少,头晕耳鸣,腰酸腿软,精神疲倦,小便清长,舌淡、苔薄,脉沉细、两尺尤甚。

肾阳不足型:婚久不孕,月经后期,量少色淡,甚则闭经,平时白带量多,腰痛如折,腹冷肢寒,性欲淡漠,小便频数或失禁,面色晦暗,舌淡、苔白滑,脉沉细而迟或沉迟无力。

肝肾阴虚型:婚久不孕,月经错后,量少色淡,头晕耳鸣,腰酸腿软,眼花心悸,皮肤不润,面色萎黄,舌淡、苔少,脉沉细。

肝气郁滞型:多年不孕,月经愆期,量多少不定,经前乳房胀痛,胸胁不舒,小腹胀痛,精神抑郁,或烦躁易怒,舌红、苔薄,脉弦。

痰浊湿盛型:婚久不孕,形体肥胖,经行延后,甚或闭经,带下量多、色白质黏无臭,头晕心悸,胸闷泛恶,面色苍白,苔白腻,脉滑。

血瘀阻络型:多年不孕,月经后期,量少或多,色紫黑,有血块,经行不畅,甚或漏下不止,少腹疼痛拒按,经前痛剧,舌紫黯,或舌边有瘀点,脉弦涩。

【刺血疗法】

[取穴] ①曲泽、次髎、委中、阴陵泉。情绪异常加行间,腰膝酸软加太溪,带下量多加三阴交,经血色黑加血海,小腹胀坠加水道。②肺俞、心俞、肝俞、脾俞、肾俞、关元。③中脘、关元、大横、神阙、章门。④关元。(穴位见图3-4-13)

[操作] 三组穴位交替使用。第一组穴位每穴点刺出血3~5滴或血变为止,可加用火罐。第二、三组穴位拔罐,每周1次。关元温和灸,每周1次,每次30分钟。

【按语】

1. 患者以富含蛋白质、胆固醇和维生素A、维生素E、维生素B_6以及微量元素锌等食物为宜。

2. 保持心情舒畅,加强体质锻炼。加强自我保护,避免放射线、某些化学品、重金属的接触。

3. 米酒炒海虾　鲜海虾300g,米酒20g,菜油、葱花、姜末适量。把海虾洗净去壳,放入米酒,浸泡10分钟。将菜油放入热锅内烧沸,再入葱花爆锅,加入虾、盐、姜连续翻炒至熟即成。每周1次。

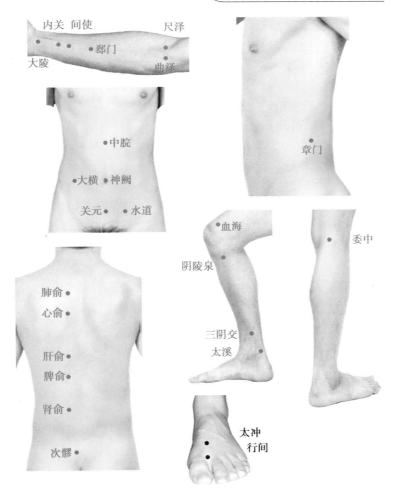

图 3-4-13　不孕症取穴

十四、围绝经期综合征

围绝经期综合征是由雌激素水平下降,卵巢功能减退,垂体功能亢进,分泌过多的促性腺激素,引起自主神经功能紊乱而致。患者可出现月经变化、面色潮红、心悸、失眠、乏力、抑郁、多虑、情绪不稳定,易激动,注意力难于集中等症状。

【症状】

围绝经期综合征属中医学"脏躁"、"绝经前后诸证"的范畴。主要辨证分型如下:

心血不足型:神疲恍惚,喜怒无常,呵欠频频,心烦不安,心悸失眠,舌淡、苔薄,脉细弱无力。

阴虚火旺型:心烦易怒,夜寐不安,梦多善惊,坐卧不定,时悲时笑,溲赤便秘,舌红、苔黄,脉细数。

痰火上扰型:心胸痞闷,喉中痰黏,烦乱即怒,甚则狂怒,殴打扯衣弃物,或意识不清,语无伦次,舌红、苔黄腻,脉滑数。

肝肾不足型:神志恍惚,无故悲伤喜哭,不能自控,呵欠频频,彻夜不寐,烘热汗出,心悸神疲,舌红、苔少,脉细数。

肝气郁结型:情志抑郁,胁痛,乳房胀痛或周身刺痛,口干口苦,喜叹息,悲伤欲哭,多疑多虑,尿短色赤,大便干结,舌质红、苔黄腻,脉弦或涩。

【刺血疗法】

[取穴] ①膻中、内关、太冲、太溪;②肺俞、心俞、肝俞、脾俞、肾俞、关元;③中脘、关元、大横、神阙、章门。(穴位见图3-4-14)

[操作] 三组穴位交替使用。第一组穴位每穴点刺出血3~5滴或血变为止,可加用火罐。第二、三组穴位拔罐,每周1次。

【按语】

1. 合理调整营养,饮食要做到低热量、低脂肪、低盐、低糖,减少吃零食,适当补钙。

2. 多进行户外活动,保证充足睡眠,这样可以预防骨质疏松。同时保持心情舒畅,多与人交流沟通。

3. 甘麦饮 炒小麦10g,炒山楂10g,红枣10枚(切开),甘草10g,泡水,代茶饮,频频服用。

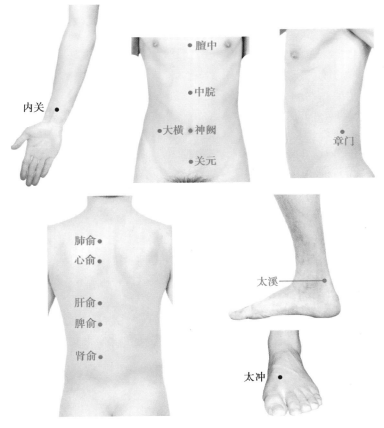

图 3-4-14 围绝经期综合征取穴

十五、高泌乳素血症

高泌乳素血症是指由内、外环境因素引起的,以催乳素升高
(≥ 25ng/ml)、闭经、溢乳、无排卵和不孕为特征的综合征。

【症状】

高泌乳素血症属中医学"月经不调"、"闭经"、"郁证"、"不
孕"等病的范畴。主要辨证分型如下:

肝郁肾虚型:形体肥胖,闭经,溢乳,情志不畅,寐差,记忆力

减退,无白带,耳鸣,腰膝酸软,脑鸣,乳房胀痛,舌淡、苔薄白,脉沉细。

痰热蕴结型:形体肥胖,头身困重,月经稀发,甚或闭经,婚后多年不孕,心烦失眠,烦躁易怒,口干不思饮,痰多,舌尖红、苔薄白,脉沉滑。

气滞血瘀型:闭经,溢乳,情志不畅,烦躁易怒,或见小腹疼痛,舌紫黯,脉沉弦或涩。

气血虚弱型:月经稀发,甚或闭经,神疲乏力,头晕眼花,心悸气短,面色萎黄,舌淡、苔薄,脉沉缓或细弱。

男性也可发病,见阳痿,早泄,遗精,性欲低下,精液减少,精子不液化等症。

【刺血疗法】

[取穴] ①内关、公孙、太冲。心烦加神门,乏力加足三里,痰浊重加丰隆,瘀血重加血海。②肺俞、心俞、肝俞、脾俞、肾俞、次髎。(穴位见图3-4-15)

[操作] 第一组穴位刺血3~5滴或血变为止,可加用火罐,每周2次;足三里可加用灸法。第二组穴位点刺放血加拔罐,每周1次。

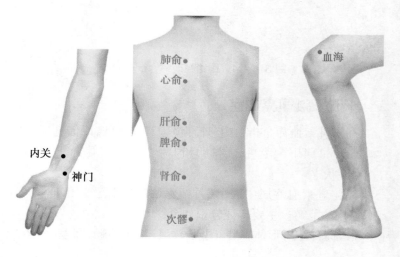

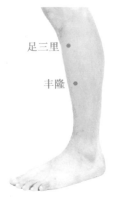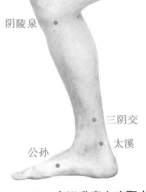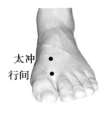

图 3-4-15　高泌乳素血症取穴

【按语】

1. 应尽量避免乳制品,可以选择多吃点海带、沙丁鱼、生菜等,尽量不要喝酒和咖啡,戒烟。

2. 加强运动,增强体质,提高身体素质,平时可做保健体操或打太极拳等。

3. 海带鳖甲猪肉汤　海带 65g,鳖甲 65g(打碎),猪瘦肉 65g,共煮汤,汤成后加入适量盐、麻油调味即可。每日 1 剂,10 ~ 15 天为 1 个疗程。

十六、阴痒

阴痒指妇女外阴或阴道内瘙痒,甚至痒痛难忍,坐卧不宁,又称"阴门瘙痒"。主要由各种阴道炎所致,也有因精神因素所致者。

【症状】

阴痒属中医学"阴痒"的范畴。主要辨证分型如下:

肝肾阴虚型:阴部干涩瘙痒,伴有灼热感,带下量少色黄,五心烦热,夜眠欠佳,头晕目眩,潮热盗汗,腰酸,耳鸣,舌质红、少苔,脉细数。

肝经湿热型:阴部瘙痒,甚至痒痛难忍,带下量多,或白或黄,呈豆渣样,或呈泡沫、米泔水样,质稠气臭,心烦失眠,烦躁易怒,口干不思饮,口苦而腻,舌尖红、苔薄白,脉弦数。

【刺血疗法】

[取穴] ①次髎、肾俞、至阴、隐白、委中;②阴陵泉、太冲、三阴交、足三里。(穴位见图4-4-16)

[操作] 第一组穴位点刺出血3~5滴或血变为止,肾俞、委中可加用火罐,每周2次。第二组穴位点刺出血3~5滴或血变为止,每周1次。

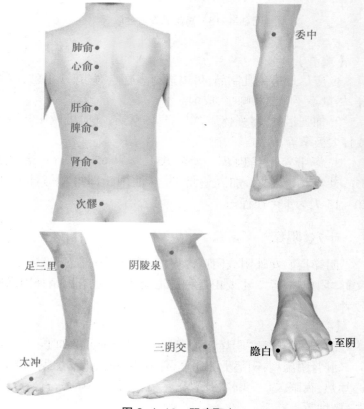

图3-4-16　阴痒取穴

【按语】

1. 形成良好的饮食习惯,减少辛辣、鱼腥、肥厚油腻之品的摄入。

2. 加强外阴部卫生,减少感染机会;痒痛难忍或病程缠绵者可考虑局部用药。

3. 银蓟茶　金银花 5g,小蓟 5g,白茅根 5g,车前草 5g,生甘草 5g,浮小麦 5g。以上诸药煎煮后,代茶饮。

第五节　男 科 疾 病

一、前列腺炎

前列腺炎是指前列腺特异性和非特异感染所致的急慢性炎症,从而引起的全身或局部症状。患者可出现尿频、尿痛等膀胱刺激征,会阴、肛门坠胀不适感以及性功能障碍等症状,长期前列腺炎还可引起患者乏力、头晕、失眠等,甚至可引起身体的变态反应,出现结膜炎、关节炎等病变。

【症状】

尿路感染属中医学"淋证"、"精浊"的范畴。主要辨证分型如下:

湿热下注型:小便淋涩赤痛,少腹拘急,会阴部胀痛,尿道口滴白浊,舌红、苔黄腻,脉滑数。

脾虚湿盛型:小便流浊,面色不华,肢体困倦,不思饮食,舌淡、苔白,脉弱或濡滑。

气滞血瘀型:小便涩滞会阴及小腹下坠胀痛,小腹部可触及肿大坚硬之物,舌紫黯,脉弦涩。

肾阳亏虚型:形寒肢冷,小便清长,腰膝酸软,头晕耳鸣,阳痿、早泄,舌质淡胖,脉沉无力。

肾阴不足型:小便频数,余沥不尽,五心烦热,小便短少,舌红少苔,脉细数。

【刺血疗法】

[取穴] 中极、水道、次髎、秩边、血海、阴陵泉、委中、行间。腰膝酸软加命门,五心烦热加太溪,肢体困倦加足三里。(穴位见图 3-5-1)

[操作] 每次选 2~3 穴,每穴点刺出血 3~5 滴或血变为止,可加用火罐。

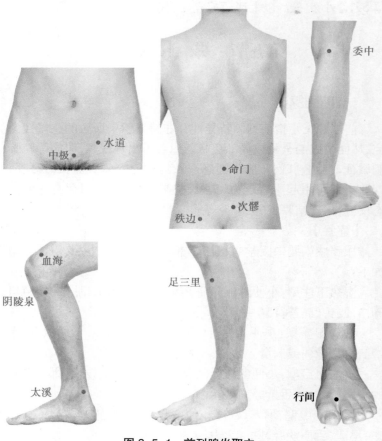

图 3-5-1　前列腺炎取穴

【按语】

1. 患者应绝对忌酒,少食辛辣,多食冬瓜、芹菜、藕、莲子等利尿食物。

2. 注意适量饮水,饮水过少不利排尿,还容易导致尿液浓缩而形成不溶石。

3. 荸荠饮　荸荠200g(带皮),洗净去蒂,切碎、捣烂,加温开水250ml,充分拌匀,滤去渣皮,饮汁,每日2次。

二、前列腺增生症

前列腺增生症又称良性前列腺肥大症,以下尿路梗阻引起的排尿困难,特别是进行性排尿困难、尿末滴沥、尿频、尿潴留或尿失禁为主要临床症状。

【症状】

前列腺增生症属中医学"癃闭"的范畴。病情较轻,小便可点滴而下,称为"癃",病势较重,小便闭塞,点滴不通,称为"闭"。主要辨证分型如下:

肺热壅盛型:小便不爽、点滴而下,咽干,烦渴欲饮,气促,或兼咳嗽,舌红、苔薄黄,脉数。

肝郁气滞型:情志不舒,多烦易怒,小便不通或不畅,胸胁胀满,舌红、苔薄白或薄黄,脉弦。

湿热蕴结型:小便不畅或点滴不通,或极少而短赤、灼热,小腹胀满,口渴口苦不欲饮,或大便秘结,舌红、苔黄腻,脉数。

痰瘀阻滞型:小便阻塞不通或点滴而下,尿细如线,时断时续,小腹及会阴刺痛,腰部酸软,睾丸、会阴坠胀,舌质紫黯,脉细涩。

脾气虚弱型:小腹坠胀,时欲小便而不得出,或量少不畅,神疲肢倦,纳呆,气短而怯,舌淡、苔薄白,脉细弱。

肾阳亏虚型:小便不通或点滴不爽,排出无力,面色㿠白,神气怯弱,畏寒,腰膝酸软,舌淡、苔白,脉细沉。

肾阴亏虚型:时欲小便不得尿,咽干欲饮,心烦,手足心热,舌质光红乏津,脉细数。

【刺血疗法】

[取穴] 中极、水道、次髎、秩边、痞根、委中。(穴位见图 3-5-2)

[操作] 每次选2~3穴,每穴点刺出血3~5滴或血变为止,可加用火罐。

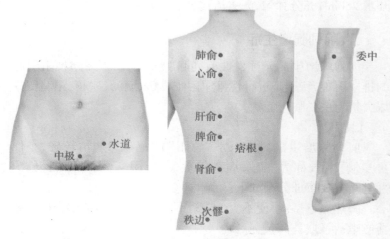

图 3-5-2　前列腺增生症取穴

【按语】

1. 患者应绝戒酒,少食辛辣、刺激之品,多食冬瓜、芹菜、藕、莲子等利尿食物。

2. 性生活规律,不长时间憋尿,热水坐浴,可以减少尿潴留的发生,减少膀胱颈后尿道充血、水肿。

3. 晚上自我按摩脐下关元、气海、中极穴 30 分钟。

4. 栗子炖乌鸡　乌鸡 1 只,栗子 9 个,海马 2 只,盐适量,姜 3 片,将乌鸡去肠及杂毛,切块,与栗子仁、海马及盐、姜同放锅内,加水适量蒸熟。分 2~3 次吃完。本品具有补益脾肾之效,适用于脾肾阳虚型前列腺增生症。

三、男性不育症

男性不育症是指夫妇同居 2 年以上,未采取避孕措施,而无生育,女方检查正常,男方检查异常的疾病。导致男性不育的原因有很多,其中以精液异常为首要原因,可分为无精子或精子数量过少(精子数 <2000 万 /ml),精子质量差,活动力低,精子畸形等;其次是性功能障碍及生殖器官畸形疾患,如阳痿早泄、隐睾、鞘膜积液、精索静脉曲张、先天性无睾等。

【症状】

男性不育症属中医学"不育"的范畴。主要辨证分型如下:

湿热下注型:婚后不育,阳事不举或举而不坚,精液黄稠不化,体态虚胖,头晕身重,肢体困倦,少腹胀满,小便黄赤,舌红、苔黄腻,脉滑数。

肝郁气滞型:婚久不育,阳痿不举,或阳强不倒,不能射精,或精液黏稠不化,性情抑郁,精神不振,胸闷不舒,寐不安宁,两胁胀痛,舌黯、苔薄黄,脉弦。

气血两虚型:婚久不育,性欲冷淡,精液稀薄,面色萎黄,形体衰弱,少气懒言,头昏目眩,舌质淡、苔薄白,脉沉细弱。

肾阴不足型:婚后不育,遗精早泄,精液稀少,伴腰酸腿软,头昏耳鸣,手足心热,口干,失眠健忘,舌质红或无苔,脉细数。

肾阳亏虚型:婚后不育,性欲低下,阳痿不举或举而不坚,精液清冷,伴腰痛膝软,精神疲怠,肢体畏寒,小便清长,舌质淡、苔薄白,脉沉迟弱。

【刺血疗法】

[取穴] ①中极、血海、阴陵泉、阴谷、公孙、太冲、太溪、关元;②肺俞、心俞、肝俞、脾俞、肾俞、关元;③中脘、关元、天枢、神阙、章门;④关元。(穴位见图 3-5-3)

[操作] 前三组穴位交替使用。第一组穴位每穴点刺出血3 ~ 5 滴或血变为止,可加用火罐。第二、三组穴位拔罐,每周 1次。关元温和灸,每周 1 次,每次 30 分钟。

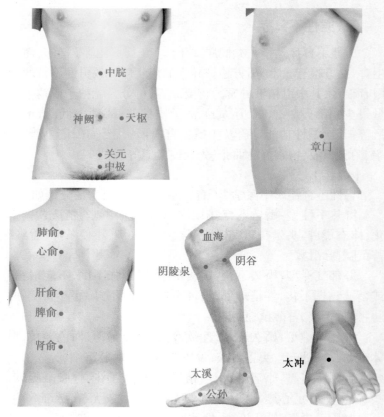

图 3-5-3　男性不育症取穴

【按语】

1. 患者应多吃含锌、硒多的食物,如鱼、牡蛎、肝脏、大豆、糙米、土豆等,微量元素锌、硒可促进精子的活动力,能防止精子过早解体,利于与卵子结合。

2. 患者不要穿紧身牛仔裤、不要久骑车,洗澡温度不宜过高,避免会阴部、睾丸部、大腿内侧的温度过高。

3. 狗脊狗肉汤　狗脊、金樱子、枸杞子各 15g,布包,瘦狗肉 300g。将狗肉洗净切块,同狗脊、金樱子、枸杞子一起下锅,加水适量,炖 40 分钟即可,食肉饮汤,每周食用 1 次。

四、勃起功能障碍

勃起功能障碍是指在有性欲要求时,阴茎不能勃起或勃起不坚,或者虽然有勃起且有一定程度的硬度,但不能保持性交的足够时间,因而妨碍性交或不能完成性交的疾病。阴茎完全不能勃起者称为完全性勃起功能障碍,阴茎虽能勃起但不具有性交需要的足够硬度者称为不完全性勃起功能障碍。

【症状】

勃起功能障碍属中医学“阳痿”的范畴。主要辨证分型如下:

命门火衰型:阳事不举,或举而不坚,精薄清冷,神疲倦怠,畏寒肢冷,面色苍白,头晕耳鸣,腰膝酸软,夜尿清长,舌淡胖、苔薄白,脉沉细。

心脾亏虚型:阳痿不举,心悸,失眠多梦,神疲乏力,面色萎黄,食少纳呆,腹胀便溏,舌淡、苔薄白,脉细弱。

肝郁不舒型:阳事不起,或起而不坚,心情抑郁,胸胁胀痛,脘闷不适,食少便溏,苔薄白,脉弦。

惊恐伤肾型:阳痿不振,心悸易惊,胆怯多疑,夜多噩梦,常有被惊吓史,苔薄白,脉弦细。

湿热下注型:阴茎痿软,阴囊潮湿,瘙痒腥臭,睾丸坠胀作痛,小便赤涩灼痛,胁胀腹闷,肢体困倦,泛恶口苦,舌红、苔黄腻,脉滑数。

【刺血疗法】

[取穴] 曲骨、命门、肾俞、次髎、阴陵泉、曲泉、公孙、太冲、关元。(穴位见图 3-5-4)

[操作] 每次选 2～3 穴,每穴点刺出血 3～5 滴或血变为止,可加用火罐。关元温和灸,每周 1 次,每次 30 分钟。

【按语】

1. 患者饮食宜以清淡为主,适当进食壮阳、滋养性食物,如蛋类、骨汤、莲子、核桃、海虾、狗肉、羊肾、鹌鹑蛋、韭菜、海参、羊鞭、牛鞭等。

2. 精神因素是导致阳痿的主要原因,所以患者平时应去除思想顾虑,消除心理阴影,保持心情舒畅,树立战胜疾病的信心。

3. 肉苁蓉炖羊肾　肉苁蓉 10g,羊肾 1 对,加绿豆 5 粒(去除腥味),煮熟,调味服食,每周服用 1 次。

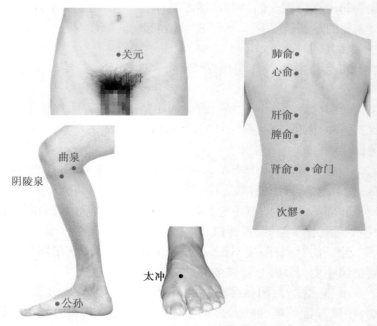

图 3-5-4　勃起功能障碍取穴

五、射精过早症

射精过早症是指射精发生在阴茎进入阴道之前,或进入阴道中时间较短,在女性尚未达到性高潮,提早射精而出现的性交不和谐障碍。临床可分为器质性(主要由前列腺炎等疾病引起)和非器质性(心理性,习惯性及因包皮过长等正常原因)两类,其原因主要可分为心理和生理两大部分。

【症状】

射精过早症属中医学"早泄"的范畴。主要辨证分型如下：

肝经湿热型：泄精过早,阴茎易举,阴囊潮湿,瘙痒坠胀,口苦咽干,胸胁胀痛,小便赤涩,舌红、苔黄腻,脉弦滑。

阴虚火旺型：过早泄精,性欲亢进,头晕目眩,五心烦热,腰膝酸软,时有遗精,舌红、少苔,脉细。

心脾亏损型：早泄,神疲乏力,形体消瘦,面色少华,心悸怔忡,食少便溏,舌淡,脉细。

肾气不固型：早泄遗精,性欲减退,面色苍白,腰膝酸软,夜尿清长,舌淡、苔薄,脉沉弱。

【刺血疗法】

[取穴] 曲骨、命门、肾俞、次髎、阴陵泉、委中、三阴交、太冲。(穴位见图3-5-5)

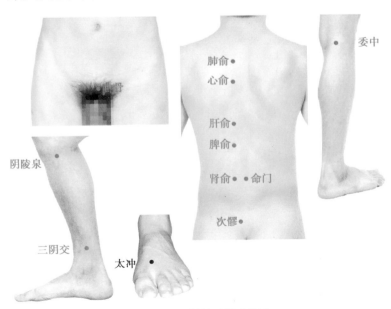

图3-5-5 射精过早症取穴

[操作] 每次选 2~3 穴,每穴点刺出血 3~5 滴或血变为止,可加用火罐;关元温和灸,每周 1 次,每次 30 分钟。

【按语】

1. 注意生活要有规律,加强体育锻炼,自我精神调节。

2. 注意婚前性教育和性指导,掌握一些性解剖及性生活知识,避免剧烈的性刺激。

3. 猪肾煲　猪肾 1 对,怀山药、枸杞子各 20g,山萸肉 15g,布包,放砂锅内,加水适量煲汤,吃肉饮汤,每周 1 次。

六、阴茎异常勃起

阴茎异常勃起是指与性欲无关的阴茎持续勃起状态,阴茎持续勃起超过 6 小时可属于异常勃起。临床可分为低血流量型(缺血性)和高血流量型(非缺血性)。低血流量型若持续数小时,则因组织缺血而疼痛,阴茎勃起坚硬;高血流量型则阴茎很少疼痛,阴茎不能达到完全勃起硬度。通常有会阴或阴茎外伤史。

【症状】

阴茎异常勃起属中医学"阳强"、"强中"的范畴。主要辨证分型如下:

阴虚火旺型:性欲亢进,同房阳强不倒而无性高潮,不射精,心烦不寐,梦遗失精,舌红苔少或薄黄,脉细数。

肝郁化火型:性欲亢进,久施不泄,性情急躁,口干口苦,头昏心烦,失眠多梦,舌红、苔黄,脉弦数。

湿热下注型:阳强不倒,射精不能,溲黄而混,口干不欲饮,心烦意乱,阴股间多汗,舌红、苔黄腻,脉沉数。

心脾两虚型:勃起如常,交合不泄,心悸失眠,多梦易醒,食少纳呆,舌淡、苔薄白,脉细弱。

肾阳不足型:性欲减退,交接不射精,病程较长,形寒畏冷,精神不振,腰膝酸软,腰间冷感,舌淡、苔白,脉沉细或沉弱。

【刺血疗法】

[取穴] 次髎、腰阳关、委中、涌泉,阴茎背部静脉怒张处。（穴位见图 3-5-6）

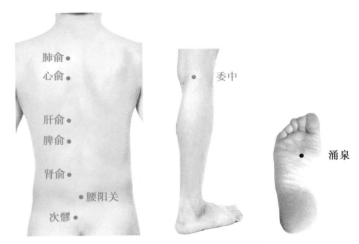

图 3-5-6　阴茎异常勃起取穴

[操作] 每次选 2~3 穴,点刺出血 3~5 滴或血变为止,可加用火罐。

【按语】

1. 保持乐观豁达的心境,善于调节控制不良情绪,节制房事,避免强烈的性刺激。少吃肥甘厚味,少饮酒,多吃粗粮、青菜、水果等食物,不要滥用各种滋肾壮阳的补品。

2. 芒硝 200g,布包,敷于会阴部、阴茎 40 分钟。

3. 百合莲子粥　百合 50g,莲子 30g,将粳米适量淘洗干净,都放入锅内,加适量水,烧沸后改文火煮成粥,调入白糖或冰糖即成,每日 1 次。

七、阳缩

阳缩又称缩阳症,亦称阴缩,是指阴茎或整个外生殖器向体内痉挛收缩,外阴、会阴、小腹拘急疼痛的一种急性病症。

【症状】

阳缩属中医学"缩阳"、"阴缩"的范畴。主要辨证分型如下:

脾肾阳虚型:睾丸挛缩,少腹疼痛,腰膝酸软,手足冷,指甲青,并可伴见泄泻,舌淡、苔白,脉细弱。

寒袭肝脉型:阴器猝然上提,阴冷、痛甚,惊恐,苔白而润,脉弦紧。

热袭肝脉型:阴器猝然上提,阴部发热、潮湿,阴器疼痛剧烈,惊恐万状,舌红、苔黄腻,脉弦数。

亡阳虚脱型:阴器内缩,面青息微,畏寒,神昏,手足厥冷,冷汗如油,舌白润,脉微欲绝。

【刺血疗法】

[取穴] 关元、水道、三阴交、涌泉,阴茎背部静脉怒张处。(穴位见图3-5-7)

[操作] 每次选2～3穴,点刺出血3～5滴或血变为止,关元、水道可加用艾灸,每穴每次施灸20～30分钟。

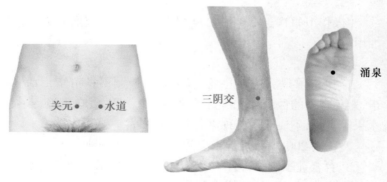

图3-5-7 阳缩取穴

【按语】

1.患者注意心理的调节,加强体育锻炼。

2. 按摩法 在神阙、中极穴施以摩法,每日数次,每次

200～300次,或者5～10分钟。

3. 熟附姜葱煲狗肉　熟附片、老姜各15g,狗肉200g,将狗肉切碎,和诸药煲汤,汤成后加入葱白5根(捣烂),食盐少许调味,饮汤,食肉。

八、不射精症

不射精症是指阴茎虽然能正常勃起和性交,但达不到性快感和性高潮,在阴道内不能射出精液;或在阴茎拔出阴道后,采用其他刺激的情况下可射出精液。两者统称为不射精症,该病主要见于青壮年,分为功能性不射精、器质性不射精两种。

【症状】

不射精症属中医学"精少"的范畴。主要辨证分型如下:

肾精亏损型:阴茎尚能勃起但不坚硬,性交而不射精,腰酸腿痛,头晕目眩,毛发不荣,记忆力下降,舌质淡、苔薄白,脉细弱。

阴虚火旺型:性欲亢进,阴茎易举,性交而不射精,心烦少寐,梦遗滑精,头晕耳鸣,颧红盗汗,咽干口燥,舌红少苔或无苔,脉细弱。

肾气亏虚型:性欲低下,性交而不射精,腰酸腿冷,四肢不温,精神不振,尿后余沥,夜尿频多,或见滑精,可见胡须稀少,前列腺萎缩,阴茎短少,舌质淡、苔薄白,脉细弱。

脾虚精亏型:性交不射精,面色少华,倦怠乏力,纳呆便溏,心悸失眠,头晕耳鸣,腰酸腿软,记忆力下降,舌质淡、苔薄白,脉细弱。

【刺血疗法】

[取穴] 中极、曲骨、次髎、委中、大敦。(穴位见图3-5-8)

[操作] 每次选2～3穴,刺血3～5滴或血变为止,中极、次髎、委中可加用火罐。

【按语】

1. 继发性不射精症大多是由心理因素导致,只有消除心理阴影才可治愈。原发性不射精症多考虑器质性的,预后不好。

2. 调节情志,避免不良精神刺激,保持心情舒畅,防止性交中的精神过度紧张。阴茎包皮过长者应尽早手术。

3. 黄盐外敷法 吴茱萸 150g,青盐 500g,白酒适量,炒热,趁热熨脐部、脐下、阴囊、会阴部位,每次 30~50 分钟,每日 1~2 次,连续 7 天。

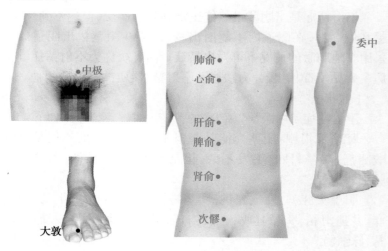

图 3-5-8 不射精症取穴

九、逆行射精

逆行射精是指在性交达到高潮时,虽有射精动作,但精液不从尿道口向前射出,却向上流入膀胱中。

【症状】

逆行射精属于中医学"精少"的范畴。主要辨证分型如下:

湿热下注型:阴茎勃起正常,行房有性高潮及射精感,无精液射出,行房后有混浊尿,阴部湿痒,尿黄赤,下肢酸沉,舌稍红、苔黄腻,脉弦滑。

瘀血内阻型:阴茎勃起而胀甚,有性高潮及射精感,无精液射出,行房后尿混浊,心烦易怒,或有小腹疼痛,腰痛,舌质黯红或有瘀点、瘀斑,脉象弦或沉涩。

【刺血疗法】

[取穴] 中极、次髎、委中、三阴交、隐白。(穴位见图3-5-9)

[操作] 每次选2～3穴,点刺出血3～5滴或血变为止,中极、次髎、委中可加用火罐。

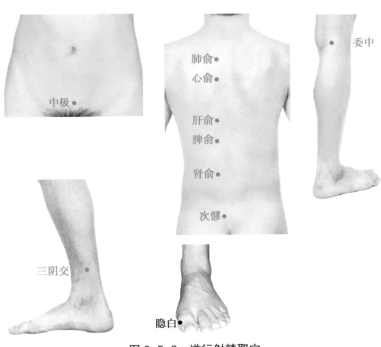

肺俞

心俞

肝俞

脾俞

肾俞

次髎

委中

中极

三阴交

隐白

图3-5-9 逆行射精取穴

【按语】

1. 逆行射精影响生育,所以一定要积极、及早治疗。

2. 加强心理疏导,消除心理障碍。

3. 摩脐法 以脐为中心,手心(劳宫穴)对准脐,先顺时针由小到大转圈摩72次,再逆时钟由大到小摩72次,半径均到大横穴。用力要轻柔缓和。

十、性感觉障碍

性感觉障碍是指在意识清晰的情况下,患者对性刺激不能感知。性感觉障碍的病因可分为体因性(如躯体疾病、饮酒过度、疲劳、抑制性药物的服用、性器官的慢性炎症等)和精神性因素。绝大多数为精神性的。

【症状】

性感觉障碍属中医学"阴冷"、"女子阴痿"的范畴。主要辨证分型如下:

肝气郁结型:性感缺乏,性活动达不到性高潮,阴道不润滑,情绪抑郁、忧愁,精神紧张,烦躁易怒,两胁时痛,胸闷叹息,苔薄,脉弦。

肾阳亏虚型:性活动缺乏性高潮,性欲低下。畏寒怕冷,腰酸腿软,食少便溏,精神疲乏,舌淡、苔薄,脉沉无力。

心肾不交型:性欲感欠佳,且性交达不到高潮,阴道渗出物少,体倦乏力,头晕目眩,心烦耳鸣,心悸心慌,夜寐失眠,手足心热,腰腿酸软,小便黄赤,大便干燥,舌红、苔薄,脉细数。

【刺血疗法】

[取穴] ①中极、次髎、委中、承山、涌泉;②肺俞、心俞、肝俞、脾俞、肾俞;③中脘、关元、天枢、神阙、章门。(穴位见图3-5-10)

[操作] 三组穴位交替使用。第一组穴位每穴点刺出血3~5滴或血变为止,可加用火罐。第二、三组穴位拔罐,每周1次。

【按语】

1. 男女要采取相应的心理治疗,有效消除心理障碍,增加患者对性功能康复的信心。

2. 饮食上适当食用含脂肪、含蛋白质的食物,也可多食用羊肉、狗肉、杜仲、韭菜、肉桂等补阳食物、药物,和枸杞子、山萸肉、桑椹、熟地等补阴药物、食物,以及党参、黄芪、桂圆、大枣等补气血药物、食物。

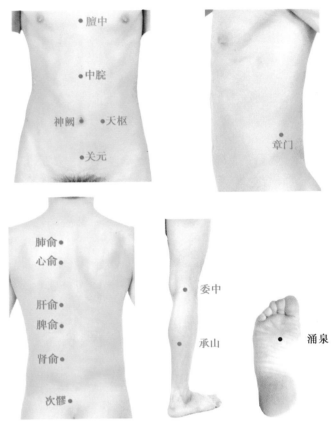

图 3-5-10 性感觉障碍取穴

十一、性欲亢进

性欲亢进是指性欲过分强烈,又叫性欲过盛或性欲过旺,指性兴奋出现过多、过快、过剧而超过正常状态,即天天进行性交,甚至不分昼夜多次要求性生活,久战不休还不能满足性欲要求。多发生于青春期或成年初期。男女均可发生,性欲极度亢进的情况称为色情狂,见于男性者称男性色情狂,见于女性者称为女性色情狂。

【症状】

性欲亢进属中医学"阳事易举"、"花癫"、"花痴"范畴。主要辨证分型如下：

心肾不交型：性欲过亢,性交频繁,潮热盗汗,面色苍白,心悸失眠,头晕目眩,手足心热,腰膝酸软,舌质红、少苔,脉细数。

相火亢盛型：性欲亢进,性交频繁,多幻多梦,腰膝酸软,头昏目眩,心烦少寐,舌红、苔薄黄,脉弦数。

肝郁化火型：性欲亢盛,性交频繁,头痛,胁肋胀痛,心烦易怒,耳鸣、耳聋,眼赤、口臭,舌边尖红、苔黄或干腻,脉象弦数。

湿热下注型：性欲过盛,性交频繁,阴茎勃起长时间不倒,阴茎肿胀色黯,腰骶痛楚,烦躁不眠,排尿涩痛,苔黄,脉滑数。

【刺血疗法】

[取穴] ①膻中、关元、次髎、委中、涌泉、大敦；②肺俞、心俞、肝俞、脾俞、肾俞；③中脘、关元、大横、神阙、章门。（穴位见图3-5-11）

[操作] 三组穴位交替使用。第一组穴位每穴点刺出血3～5滴或血变为止,可加用火罐。第二、三组穴位拔罐,每周1次。

【按语】

1. 男性性欲亢进,日久会出现阳痿、遗精、早泄等；且男性性欲亢进还会引起女性的厌恶,影响夫妻感情。

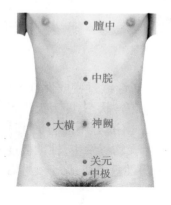

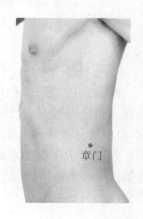

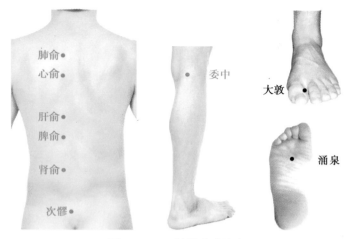

图 3-5-11　性欲亢进取穴

2. 多数患者是心理因素引起,及早进行心理治疗。

3. 芹菜粥　芹菜连根 120g,食盐、味精各适量,加水适量。先用武火烧开,移文火煎熬成粥,每日食用。

十二、性欲低下

性欲低下指的是持续或反复地对性生活的欲望不足或完全缺乏,亦称性兴趣少或性欲抑制,可分为完全性性欲低下和境遇性性欲低下。大多数完全性性欲低下者每月仅性生活 1 次或不足 1 次,但在配偶要求性生活时可被动服从;境遇性性欲低下只是在某一特定环境或某一特定性伴侣的情况下发生。

【症状】

性欲低下属中医学"阴冷","女子阴痿"范畴。主要辨证分型如下:

心脾两虚型:久无性交欲念,面色萎黄,食少纳呆,多思善虑,精神萎靡,心悸怔忡,气短懒言,舌质淡、苔薄白,脉细软弱。

肝气郁滞型:精神抑郁,或烦躁易怒,胸闷不舒,两胁作痛,不思情欲或偶尔为之,性趣不佳,舌淡,脉弦细。

肾阳亏损型:性欲淡漠,头晕耳鸣,腰酸肢冷,神疲乏力,夜尿频多,面色苍白,舌质淡、苔薄白滑,脉沉弱。

肾阴亏虚型:性欲缺乏,形体消瘦,头晕目眩,腰膝酸软,手足心热,口干咽燥,面色无华,舌红、少苔,脉沉细无力。

【刺血疗法】

[取穴]①水道、次髎、血海、委中、涌泉、大敦、隐白;②肺俞、心俞、肝俞、脾俞、肾俞;③中脘、关元、大横、神阙、章门。(穴位见图3-5-12)

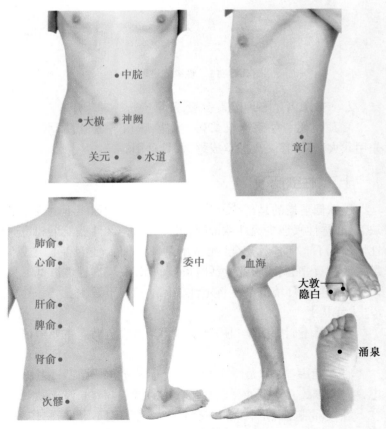

图 3-5-12　性欲低下取穴

[操作]　三组穴位交替使用。第一组穴位每穴点刺出血3～5滴或血变为止,可加用火罐。第二、三组穴位拔罐,每周1次。

【按语】

1. 性欲低下是指男女缺乏对性生活的主观愿望,包括性梦想和性幻想,缺乏与配偶做性活动的意识。

2. 减轻工作压力,劳逸结合,稳定情绪。

3. 多食助阳食物如狗肉、羊肉、韭菜、虾米、枸杞等。

4. 枸杞鲜鸽蛋　枸杞子15g,龙眼肉15g,菟丝子15g,五味子10g,鸽蛋4枚,白糖适量。鸽蛋煮熟去壳,同枸杞子、龙眼肉、菟丝子、五味子共炖,加糖食用。每日1次。

十三、急慢性睾丸炎、附睾炎

急慢性睾丸炎、附睾炎是指睾丸及附睾的感染性疾病。急性者急性发病,睾丸或附睾红肿热痛,并伴有全身热证表现;急性病症经久不愈易演化为慢性疾病,或并发于慢性前列腺炎、慢性精囊炎,仅表现为睾丸或附睾的硬结,微痛或微胀,轻度触痛等。

【症状】

急慢性睾丸炎、附睾炎属中医学"子痈"的范畴。主要辨证分型如下:

湿热下注型:多见于成人。睾丸或附睾肿大疼痛,阴囊皮肤红肿,皱纹消失,焮热疼痛,少腹抽痛,局部压痛明显,脓肿形成时,按之应指,伴恶寒发热,苔黄腻,脉滑数。

瘟毒下注型:多见于儿童。常因患疹腮并发(又称卵子痈),睾丸肿大疼痛,一般不化脓,伴恶寒发热,苔黄,脉数。

气滞痰凝型:附睾结节,精索粗肿,轻微触痛,或牵引少腹不适,多无全身症状,苔薄腻,脉弦滑。

【刺血疗法】

[取穴]　次髎、血海、委中、曲泉、大敦、隐白、涌泉。(穴位见图3-5-13)

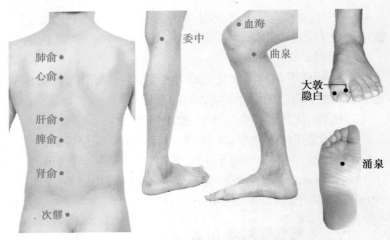

图 3-5-13　急慢性睾丸炎、附睾炎取穴

[操作] 每次选 2～3 穴,刺血 3～5 滴或血变为止,次髎、血海、委中可加用火罐。

【按语】

1. 患者饮食宜清淡,忌烟禁酒。

2. 外生殖器部位有炎性疾患者,应及时治疗。未成脓者,可用金黄散或玉露散水调匀,冷敷局部。肿块日久,治疗无效,应及早考虑手术治疗。

3. 病灶有波动感,穿刺有脓者,应及时切开排脓引流。

4. 清热解毒剂　葱白、当归、橘核、延胡索、金铃子、虎杖、金银花各 15g,水煎汤坐浴。

十四、睾丸鞘膜积液、精索鞘膜积液

睾丸鞘膜积液、精索鞘膜积液是睾丸或精索鞘膜积液引起阴囊或精索部囊形肿物的一种疾病,其特点是阴囊无痛无热、皮色正常、内有囊性感的卵圆形肿物。

【症状】

睾丸鞘膜积液、精索鞘膜积液属中医学"水疝"的范畴。主要辨证分型如下：

肾气亏虚型：站立、哭叫时肿块增大，平卧时肿物缩小，肿物过大时阴囊光亮如水晶，苔薄白，脉细滑。多见于婴幼儿。

湿热下注型：阴囊肿胀，潮湿而热，或有睾丸肿痛，小便赤热，舌红、苔黄腻，脉滑数。多见于成年人。

肾虚寒湿型：多见于病程长久者。阴囊肿胀寒冷，久则皮肤增厚；可有面色少华，神疲乏力，腰酸腿软，便溏，小便清长，苔白，脉沉细。

瘀血阻络型：有睾丸损伤或睾丸有肿瘤病史。能触到肿块，伴疼痛，多不能透光，舌紫黯、苔薄，脉细涩。

【刺血疗法】

[取穴] 水道、次髎、血海、委中、曲泉、三阴交、大敦、隐白、内庭。（穴位见图 3-5-14）

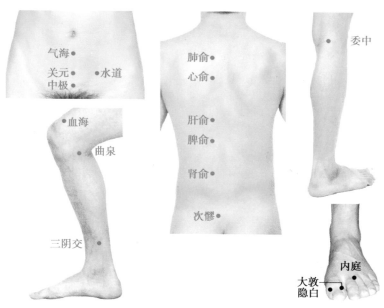

图 3-5-14 睾丸鞘膜积液、精索鞘膜积液取穴

[操作] 每次选 2~3 穴,刺血 3~5 滴或血变为止,水道、次髎、血海、委中可加用火罐。

【按语】

1. 婴儿睾丸鞘膜积液、精索鞘膜积液或继发性睾丸鞘膜积液、精索鞘膜积液属肾虚寒湿证者,用小茴香、橘核各 50g,研成粗末,炒热,装布袋内温熨脐下、会阴、大腿内侧近睾丸处,每次 5~10 分钟,每天 1~3 次。

2. 继发性睾丸鞘膜积液、精索鞘膜积液属湿热下注者,可用芒硝 250g,装布袋内掩敷脐下、会阴、大腿内侧近睾丸处。或用五倍子、枯矾各 10g,加水 300ml,煎煮 0.5 小时,待适当温度,将阴囊置入药液中浸泡,每次 30 分钟,每天 3 次。

3. 睾丸鞘膜积液、精索鞘膜积液疝块较大,内治及局部温熨、外洗浸泡无效时,可请外科穿刺抽液治疗。

第六节　儿科疾病

一、小儿惊厥

小儿惊厥是由多种原因导致小儿脑神经功能紊乱造成的,其主要表现为突然的全身或局部肌群呈强直性和阵挛性抽搐,常伴有意识障碍。惊厥频繁发作或呈持续状态,可危及患儿生命,或可使患儿遗留严重的后遗症,影响小儿智力发育和健康。

【症状】

小儿惊厥属中医学"小儿惊风"的范畴。主要辨证分型如下:

风热动风型:发热骤起,头痛身痛,咳嗽流涕,烦躁不宁,四肢拘急,目睛上视,牙关紧闭,舌红、苔白,脉浮数或弦数。

气营两燔型:起病急骤,高热烦躁,口渴欲饮,神昏惊厥,舌深红或绛、苔黄糙,脉数有力。

邪陷心肝型:高热烦躁,手足躁动,反复抽搐,项背强直,四肢拘急,口眼相引,神识昏迷,舌质红绛,脉弦滑。

湿热疫毒型:起病急骤,突然壮热,烦躁谵妄,神志昏迷,反复惊厥,呕吐腹痛,大便腥臭,或夹脓血,舌质红、苔黄腻,脉滑数。

惊恐惊风型:暴受惊恐后突然抽搐,惊跳惊叫,神志不清,四肢欠温,舌苔薄白,脉数。

【刺血疗法】

[取穴] 中冲、大椎、印堂、太阳。(穴位见图3-6-1)

[操作] 每次选2穴,每穴点刺出血1~3滴或血变为止。

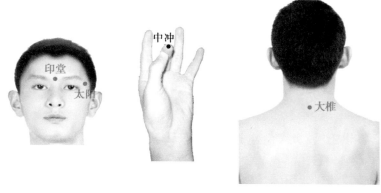

图 3-6-1 小儿惊厥取穴

【按语】

1. 注意小儿饮食卫生,不吃不洁食物,平时加强户外活动,提高抗病能力,避免时邪感染,避免不良情绪刺激。

2. 有高热惊厥史患儿,在外感发热初起时,要及时降温,服用止痉药物。

3. 小儿推拿 急惊风欲作时,掐人中、十宣、劳宫、委中、合谷、太冲。

二、小儿营养不良

小儿营养不良是指各种原因(多由喂养不当)导致小儿营养障碍的疾病。患儿可表现为体重不增或减轻,皮下脂肪逐渐消失,一般顺序为腹、胸背、腰部,双上下肢,面颊部等;重者可导致肌肉萎缩,运动功能发育迟缓,智力低下,免疫力差,以及各种感染。

【症状】

小儿营养不良属中医学"疳证"的范畴。主要辨证分型如下:

疳气型:形体略较消瘦,面色萎黄少华,毛发稀疏,食欲不振,或能食善饥,大便干稀不调,精神欠佳,易发脾气,舌淡红、苔薄微腻,脉细。

疳积型:形体明显消瘦,面色萎黄无华,肚腹膨胀,甚则青筋暴露,毛发稀疏如穗,精神不振或易烦躁激动,睡眠不宁,或伴揉眉挖鼻,咬指磨牙,动作异常,食欲不振或多食多便,舌淡、苔薄腻,脉沉细。

干疳型:极度消瘦,呈老人貌,皮肤干瘪起皱,皮包骨头,精神萎靡,啼哭无力且无泪,毛发干枯,腹凹如舟,杳不思纳,大便稀溏或便秘,时有低热,口唇干燥,舌淡或光红少津,脉沉细弱。

【刺血疗法】

[取穴] 四缝、天枢、委中、承山。(穴位见图3-6-2)

[操作] 每次选2~3穴,四缝点刺挤出黄色液体或血液;其余穴位点刺出血1~3滴或血变为止,可加用火罐。

【按语】

1. 婴儿应尽可能用母乳喂养,按时添加辅食;纠正不良饮食习惯如偏食、冷饮,注意营养平衡及饮食卫生。

2. 定期测量患儿身高和体重,观察病情变化。

3. 焦三仙饮 焦三仙各3g,用水煮沸5分钟,频频喂服,每日数次。

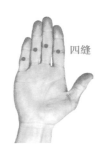
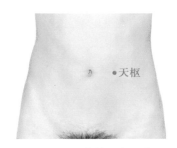
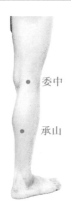

图 3-6-2　小儿营养不良取穴

三、小儿厌食症

小儿厌食症是指小儿较长时间食欲减退或食欲缺乏为主的症状。患儿可表现为呕吐、食欲不振、腹泻、便秘、腹胀、腹痛和便血等,多见于中枢神经系统疾病或精神障碍及多种感染性疾病时。

【症状】

小儿厌食症属中医学"小儿厌食"的范畴。主要辨证分型如下:

脾运失健型:厌恶进食,饮食乏味,食量减少,或有胸脘痞闷、嗳气泛恶,偶尔多食后脘腹饱胀,大便不调,精神如常,舌苔薄白或白腻。

脾胃气虚型:不思进食,食不知味,食量减少,形体偏瘦,面色少华,精神欠振,或有大便溏薄夹不消化物,舌质淡、苔薄白。

脾胃阴虚型:不思进食,食少饮多,口舌干燥,大便偏干,小便色黄,面黄少华,皮肤失润,舌红少津、苔少或花剥,脉细数。

【刺血疗法】

[取穴] 四缝、足三里、内庭。(穴位见图 3-6-3)

[操作] 四缝点刺挤出黄色液体或血液;足三里、内庭点刺

215

出血 1～3 滴或血变为止。

【按语】

1. 对儿童,尤其是婴幼儿,要注意饮食调节,掌握正确的喂养方法,饮食起居按时、有度。对先天不足,或后天病后脾弱失运的患儿,要加强饮食、药物调理。

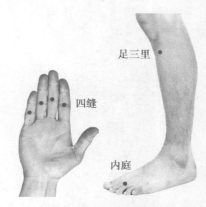

图3-6-3　小儿厌食症取穴

2. 纠正小儿不良的饮食习惯,如贪吃零食、偏食、过饱、挑食、饮食不按时等,少进甘肥厚味、生冷、干硬之品。

3. 小儿推拿　每晚睡前,顺时针摩腹 150 次。

四、小儿消化不良

小儿消化不良是指因各种原因,导致小儿消化功能异常(主要以腹泻为主)的疾病,患儿可表现为大便稀薄,甚至水样,次数增多,或呈水样并带有不消化乳食及黏液。

【症状】

小儿消化不良属中医学"小儿泄泻"的范畴。主要辨证分型如下:

伤食泻型:大便稀溏,夹有乳凝块或食物残渣,气味酸臭,或如败卵,脘腹胀满,便前腹痛,泻后痛减,腹痛拒按,嗳气酸馊,或有呕吐,不思乳食,夜卧不安,舌苔厚腻,或微黄。

风寒泻型:大便清稀,中多泡沫,臭气不甚,肠鸣腹痛,或伴恶寒发热,鼻流清涕,咳嗽,舌淡、苔薄白。

湿热泻型:大便水样,或如蛋花汤样,泻下急迫,量多次频,气味秽臭,或见少许黏液,腹痛时作,食欲不振,或伴呕恶,神疲乏力,或发热烦闹,口渴,小便短黄,舌红、苔黄腻,脉滑数。

脾虚泻型:大便稀溏,色淡不臭,多于食后作泻,时轻时重,面色萎黄,形体消瘦,神疲倦怠,舌淡、苔白,脉缓弱。

脾肾阳虚泻型:久泻不止,大便清稀,完谷不化,或见脱肛,形寒肢冷,面色苍白,精神萎靡,睡时露睛,舌淡、苔白,脉细弱。

气阴两伤型:泻下无度,质稀如水,精神萎靡或心烦不安,目眶及前囟凹陷,皮肤干燥或枯瘪,啼哭无泪,口渴引饮,小便短少,甚至无尿,唇红而干,舌红少津、苔少或无苔,脉细数。

阴竭阳脱型:泻下不止,次频量多,精神萎靡,表情淡漠,面色青灰或苍白,哭声微弱,啼哭无泪,尿少或无,四肢厥冷,舌淡无津,脉沉细欲绝。

【刺血疗法】

[取穴] 四缝、委中、承山。发热加大椎,惊风加大敦,呕吐加内关,体瘦加足三里。(穴位见图 3-6-4)

[操作] 每次选 2 ~ 3 穴,四缝点刺挤出黄色液体或血液,每穴点刺出血 1 ~ 3 滴或血变为止,可加用火罐。

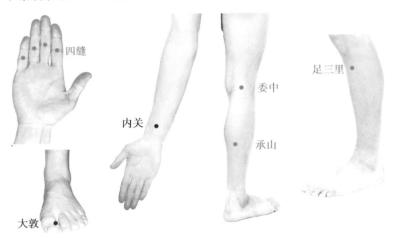

图 3-6-4　小儿消化不良取穴

【按语】

1. 提倡母乳喂养,不宜在夏季及小儿有病时断奶,添加辅食循序渐进,注意科学喂养。

2. 注意饮食卫生,食品应新鲜、清洁,不要暴饮暴食。饭前、便后要洗手,餐具要卫生。

3. 苍楂饮　苍术、山楂各 5g,用水煮沸 5 分钟,频频喂服,每日数次。

五、小儿遗尿症

小儿遗尿症是指 5 岁以上的小儿不能自主控制排尿,经常睡中小便自遗、醒后方觉的一种病证。临床可分为原发性遗尿和继发性遗尿两种,前者是指持续的或持久的遗尿,其间控制排尿的时期从未超过 1 年;后者是指小儿控制排尿至少 1 年,但继后又出现遗尿。小儿遗尿症大多数属于功能性的,其症状与白天疲劳程度、家庭环境、对新环境的适应性等因素有关。

【症状】

小儿遗尿症属中医学"小儿遗尿"的范畴。主要辨证分型如下:

肾气不固型:睡中经常遗尿,甚者一夜数次,尿清而长,醒后方觉,神疲乏力,面白肢冷,腰腿酸软,智力较差,舌质淡、苔薄白,脉沉细无力。

脾肺气虚型:睡中遗尿,少气懒言,神倦乏力,面色少华,常自汗出,食欲不振,大便溏薄,舌淡、苔薄,脉细少力。

肝经湿热型:睡中遗尿,尿黄量少,尿味臊臭,性情急躁易怒,或夜间梦语磨牙,舌红、苔黄或黄腻,脉弦数。

【刺血疗法】

[取穴] 神门、鱼际、遗尿穴、神阙。(穴位见图 3-6-5)

[操作] 神门、鱼际、遗尿穴每穴点刺出血 1～3 滴或血变为止;神阙用温和灸,每周 1 次,每次 30 分钟。

【按语】

1. 自幼儿开始培养按时和睡前排尿的良好习惯。

2. 对于遗尿患儿要耐心教育引导,切忌打骂、责罚,鼓励患儿消除怕羞和紧张情绪,建立起战胜疾病的信心。

3. 脐疗 五倍子、何首乌各 3g,研末。用醋调敷于脐部,外用油纸、纱布覆盖,胶布固定。每晚 1 次,天亮去除药物,温开水清洗脐部。

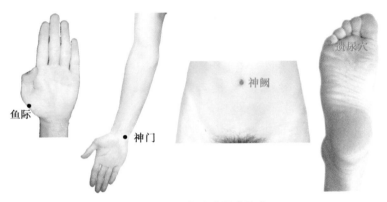

图 3-6-5 小儿遗尿症取穴

六、小儿支气管炎

小儿支气管炎是指肺部的细小支气管发生炎症而引起的一种病症。患儿可出现咳嗽、喷嚏,发作性呼吸困难,喘憋,面色㿠白,口唇发绀,三凹征等症状,肺部体征早期可出现喘鸣音,继之可出现湿啰音。

【症状】

小儿支气管炎属中医学"小儿咳嗽"的范畴。主要辨证分型如下:

风寒咳嗽型:咳嗽频作,咽痒声重,痰白清稀,鼻塞流涕,恶寒少汗,或有发热头痛,全身酸痛,舌苔薄白,脉浮紧,指纹浮红。

风热犯肺型:咳嗽不爽,痰黄黏稠,不易咯出,口渴咽痛,鼻流浊涕,伴有发热头痛,恶风,微汗出,舌质红、苔薄黄,脉浮数,指纹红紫。

痰热咳嗽型:咳嗽痰黄,稠黏难咯,面赤唇红,口苦作渴,或有发热、烦躁不宁,尿少色黄,舌红、苔黄腻,脉滑数,指纹色紫。

痰湿咳嗽型:咳嗽重浊,痰多壅盛,色白而稀,胸闷纳呆,苔白腻,脉濡。

阴虚咳嗽型:干咳无痰,或痰少而黏,不易咯出,口渴咽干,喉痒声嘶,手足心热,或咳嗽带血,午后潮热,舌红少苔,脉细数。

气虚咳嗽型:咳而无力,痰白清稀,面色苍白,气短懒言,语声低微,喜温畏寒,体虚多汗,舌质淡嫩,脉细少力。

【刺血疗法】

[取穴] 鱼际、尺泽、定喘、肺俞。发热加大椎,痰多加丰隆,气短懒言加足三里。(穴位见图3-6-6)

[操作] 每次选2～3穴,每穴点刺出血1～3滴或血变为止,可加用火罐。

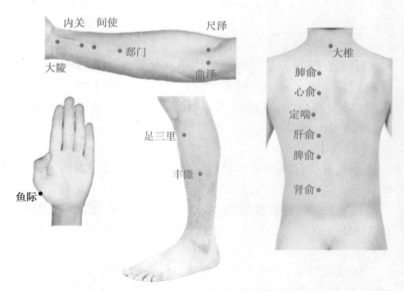

图3-6-6　小儿支气管炎取穴

【按语】

1. 加强锻炼,增强抗病能力,注意气候变化,秋冬季节注意胸、背、腹部保暖。

2. 注意保持室内空气流通,避免尘烟等刺激。咳嗽期间,多饮水,饮食宜清淡,避免腥、辣、油腻之品。

3. 敷贴疗法　丁香、肉桂各 3g,共为末,温水调敷肺俞穴,胶布固定,每日 1 次,每次敷贴 3 小时。

七、小儿夜惊症

小儿夜惊症是由于患儿生理因素和心理因素导致的一种睡眠障碍。患儿可表现为在入睡后突然坐起、尖叫、哭喊、双目睁大直视,有的还自言自语,甚至下床行走,神情紧张、恐惧,而且呼吸急促、心跳加快、面色㿠白、出汗,对周遭事物毫无反应,数分钟后缓解,继续入睡。

【症状】

小儿夜惊症属中医学"小儿夜啼"的范畴。主要辨证分型如下:

脾寒气滞型:啼哭时哭声低弱,时哭时止,睡喜蜷曲,腹喜摩按,四肢欠温,吮乳无力,胃纳欠佳,大便溏薄,小便较清,面色青白,唇色淡红,舌苔薄白,指纹多淡红。

心经积热型:啼哭时哭声较响,见灯尤甚,哭时面赤唇红,烦躁不宁,身腹俱暖,大便秘结,小便短赤,舌尖红、苔薄黄,指纹多紫。

惊恐伤神型:夜间突然啼哭,似见异物状,神情不安,时作惊惕,紧偎母怀,面色乍青乍白,哭声时高时低,时急时缓,舌苔正常,脉数,指纹色紫。

【刺血疗法】

[取穴] 神门或内关、四缝、中冲。(穴位见图 3-6-7)

[操作] 四缝点刺挤出黄色液体或血液;中冲、神门、内关点刺出血 1~3 滴或血变为止。内关可拔罐。

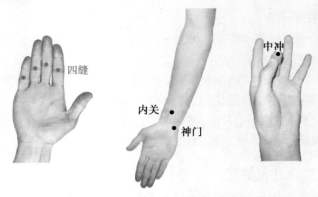

图 3-6-7　小儿夜惊症取穴

【按语】

1. 孕妇及乳母不可过食寒凉及辛辣热性食物,勿受惊吓。

2. 注意保持周围环境安静祥和,检查衣服被褥有无异物刺伤皮肤。

3. 脐疗　将艾叶、干姜粉炒热,用纱布包裹,熨小腹部,从上至下,反复多次。或用丁香、肉桂、吴茱萸等量研细末,置于普通膏药上,贴于脐部,每日 1 次,10～15 天为 1 个疗程。

八、小儿麻痹症

小儿麻痹症是由于脊髓前角灰质炎病毒急性感染,侵犯脊髓前角细胞,出现受累脊髓节段的局限或广泛的、不对称或对称的、无感觉的、弛缓性的肢体瘫痪的病症。患儿可表现为发热、食欲不振、多汗、烦躁和全身感觉过敏;亦可见恶心、呕吐、头痛、咽喉痛、便秘、弥漫性腹痛、鼻炎、咳嗽、咽渗出物、腹泻等症状;后可逐渐出现瘫痪症状。

【症状】

小儿麻痹症属中医学"五迟"、"五软"的症状。主要辨证分型如下:

肝肾亏损型:筋骨痿弱,发育迟缓,坐起、站立、行走、生齿等明显迟于正常同龄小儿,头项萎软,天柱骨倒,舌淡、苔少,脉沉细无力。

心脾两虚型:语言迟钝,精神呆滞,智力低下,头发生长迟缓,发稀萎黄,四肢萎软,肌肉松弛,口角流涎,咀嚼吮吸无力,或见弄舌,纳食欠佳,大便多秘结,舌淡、苔少,脉细。

痰瘀阻滞型:失聪失语,反应迟钝,意识不清,动作不自主,或有吞咽困难,口流痰涎,喉间痰鸣,或关节强硬,肌肉软弱,或有癫痫发作,舌体胖有瘀点或瘀斑,苔腻,脉沉涩或滑。

【刺血疗法】

[取穴] 太阳、尺泽、鱼际、委中、足三里、三阴交、侠溪。(穴位见图 3-6-8)

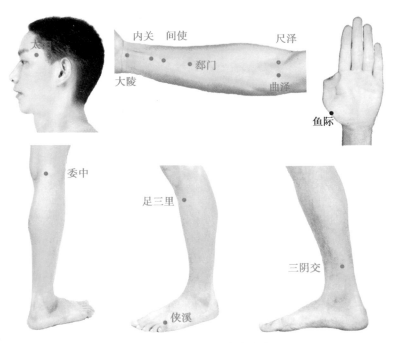

图 3-6-8 小儿麻痹症取穴

[操作] 每次选2~3穴,每穴点刺出血1~3滴或血变为止,可加用火罐。

【按语】

1. 孕妇注意养胎、护胎,加强营养,按期检查,不滥服药物。

2. 重视患儿功能锻炼,加强智力训练,科学调养,合理喂养,防治各种急、慢性疾病。

3. 桑椹蛋糕 桑椹30g,女贞子20g,旱莲草30g,共煎汁,将汁同鸡蛋500g、糖300g、面粉200g和成面团,待面发起后,加碱,适调酸碱度,做成糕上笼蒸熟即可,每日适当食用。

九、小儿泄泻

小儿泄泻是以大便次数增多,粪质稀薄或如水样为特征的一种小儿常见病。以2岁以下的小儿最为多见。虽一年四季均可发生,但以夏秋季节发病率为高,秋冬季节发生的泄泻,容易引起流行。

【症状】

西医称为腹泻,发于婴幼儿者称婴幼儿腹泻。主要辨证分型如下:

伤食型:大便稀溏,夹有乳凝块或食物残渣,气味酸臭,或如败卵,脘腹胀满,便前腹痛,泻后痛减,腹痛拒按,嗳气酸馊,或有呕吐,不思乳食,夜卧不安,舌苔厚腻,或微黄。

风寒型:大便清稀,中多泡沫,臭气不甚,肠鸣腹痛,或伴恶寒发热,鼻流清涕,咳嗽,舌淡、苔薄白。

湿热型:大便水样,或如蛋花汤样,泻下急迫,量多次频,气味秽臭,或见少许黏液,腹痛时作,食欲不振,或伴呕恶,神疲乏力,或发热烦闹,口渴,小便短黄,舌红,苔黄腻,脉滑数。

脾虚型:大便稀溏,色淡不臭,多于食后作泻,时轻时重,面色萎黄,形体消瘦,神疲倦怠,舌淡苔白,脉缓弱。

脾肾阳虚型:久泻不止,大便清稀,完谷不化,或见脱肛,形寒肢冷,面色㿠白,精神萎靡,睡时露睛,舌淡苔白,脉细弱。

气阴两伤型:泻下无度,质稀如水,精神萎靡或心烦不安,目眶及前囟凹陷,皮肤干燥或枯瘪,啼哭无泪,口渴引饮,小便短少,甚至无尿,唇红而干,舌红少津、苔少或无苔,脉细数。

阴竭阳脱型:泻下不止,次频量多,精神萎靡,表情淡漠,面色青灰或苍白,哭声微弱,啼哭无泪,尿少或无,四肢厥冷,舌淡无津,脉沉细欲绝。

【刺血疗法】

[取穴] ①印堂、百会、曲泽、内关、温溜、阴陵泉、足三里、三阴交、隐白、大敦、内庭。畏寒加关元。②肺俞、心俞、肝俞、脾俞、肾俞。③中脘、关元、天枢、神阙、章门。(穴位见图3-6-9)

[操作] 三组穴位交替使用。第一组每次选穴 2～3 个,每穴点刺出血 3～5 滴或血变为止,可加用火罐。关元温和灸,每次 15 分钟,每周 2 次。第二、三组穴位拔罐,每周 1 次。

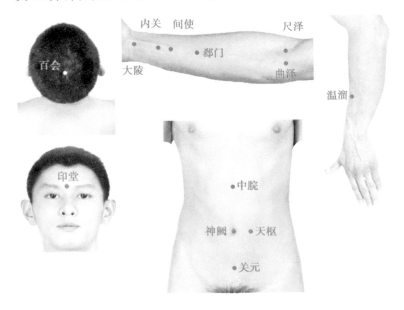

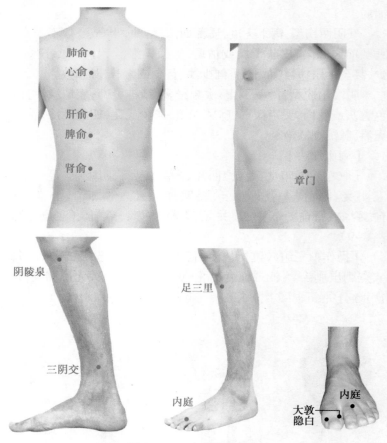

图 3-6-9　小儿泄泻取穴

【按语】

1. 提倡母乳喂养,注意喂奶、饮食卫生,不宜在夏季及小儿有病时断奶。

2. 注意气候变化,及时增减衣服,防止腹部尤其是脐部受凉,不让小儿抠肚脐。泄泻患儿每次大便后,宜用温水清洗肛门和臀部。

3. 山药薏米粥　炒山药 15g、薏苡仁 10g,与大米、大枣同煮成粥,每日作粥食用。

十、小儿水肿

小儿水肿是指体内水液潴留,泛溢肌肤,引起面目、四肢甚至全身浮肿,小便短少的一种常见病症。小儿水肿好发于 2～7 岁的儿童。根据其临床表现分为阳水和阴水。阳水多见于西医学急性肾小球肾炎,阴水多见于西医学肾病综合征。

【症状】

小儿水肿属中医学"水肿"的范畴。主要辨证分型如下:

风水相搏型:水肿大都先从眼睑开始,继而四肢,甚则全身浮肿,来势迅速,颜面为甚,皮肤光亮,按之凹陷即起,尿少或有尿血,伴发热恶风,咳嗽,咽痛,肢体酸痛,苔薄白,脉浮。

湿热内侵型:面肢浮肿或轻或重,小便黄赤短少或见尿血,常患有脓疱疮、疖肿、丹毒等疮毒,烦热口渴,大便干结,舌红、苔黄腻,脉滑数。

肺脾气虚型:浮肿不著,或仅见面目浮肿,面色少华,倦怠乏力,纳少便溏,小便略少,易出汗,易感冒,舌质淡、苔薄白,脉缓弱。

脾肾阳虚型:全身浮肿,以腰腹下肢为甚,按之深陷难起,畏寒肢冷,面白无华,神倦乏力,小便少,大便溏,舌淡胖、苔白滑,脉沉细。

【刺血疗法】

[取穴] ①印堂、水沟、支沟、尺泽、委中、三阴交、太溪。畏寒加关元。②肺俞、心俞、肝俞、脾俞、肾俞。③中脘、关元、天枢、神阙、章门。(穴位见图 3-6-10)

[操作] 三组穴位交替使用。第一组穴位每穴点刺出血 3～5 滴或血变为止,可加用火罐。关元温和灸,每次 15 分钟,每周 2 次。第二、三组穴位拔罐,每周 1 次。

【按语】

1. 患者应限制钠盐及水的摄入,早期少尿和高度水肿的患儿,应暂时忌盐,至小便增多,水肿渐消,可给予低盐饮食。

2. **饮食疗法** 乌鱼 1 条,赤小豆 50g,不加食盐,煮熟后食用,用于阴水。薏苡仁、赤小豆、绿豆各 50g,粳米 100g,加水适量,煮粥服食,用于水肿脾虚夹湿者。

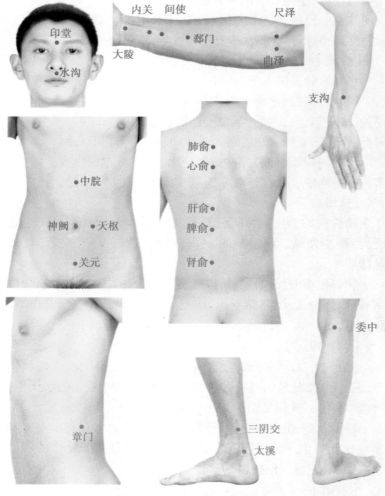

图 3-6-10 小儿水肿取穴

3. 麝商敷脐方 商陆 100g,研极细末,麝香 1g,葱白或鲜生姜适量。将商陆 3 ~ 5g,葱白 1 根,捣烂成糊状。先取麝香粉 0.1g,放入脐内,再将药糊、商陆末敷在上面,盖上油纸、纱布、胶布固定。每日换药 1 次,每天敷贴 6 ~ 10 小时。用于腹水。

十一、流行性腮腺炎

流行性腮腺炎,俗称"痄腮",是儿童和青少年中常见的呼吸道传染病,多见于儿童和青少年,亦可见于成人,好发于冬、春季。本病由腮腺炎病毒所引起,初期可有发热、乏力、筋肉疼痛、食欲不振、头痛、呕吐、咽痛等症状,后出现腮腺肿胀,并以耳垂为中心向周围蔓延,边缘不清楚,局部皮肤不红,表面灼热,有弹性感及触痛。腮腺管口可见红肿。该病毒主要侵犯腮腺,也可侵犯各种腺组织、神经系统及肝、肾、心脏、关节等几乎所有的器官。除腮腺肿痛外,还可引起脑膜脑炎、睾丸炎、胰腺炎、卵巢炎等疾病。

【症状】

流行性腮腺炎属中医学"痄腮"、"大头瘟"的范畴。主要辨证分型如下:

温毒在表型:发热或不发热,腮腺部一侧或两侧肿痛,咀嚼不便,可有头痛、咽红,但精神如常,舌质红、苔薄白或淡黄,脉浮数。

热毒蕴结型:壮热烦躁、头痛、倦怠、口渴、呕吐、纳呆,腮部漫肿胀痛,拒按,咀嚼困难,咽红肿痛,甚则风火相扇而抽搐,大便干燥,小便短赤,舌红绛、苔黄,脉滑数。

【刺血疗法】

[取穴] 少商、关冲、翳风、内庭、耳背静脉。(穴位见图3-6-11)

[操作] 以上每穴点刺出血 3 ~ 5 滴;可交替使用。

【按语】

1. 接种疫苗是预防流行性腮腺炎最有效的方法,儿童应按时完成预防接种,15 岁以下儿童均可接种。

2. 在呼吸道疾病流行期间,尽量减少到人员拥挤的公共场所。一旦发现孩子患疑似流行性腮腺炎,有发热或出现上呼吸道症状时,应及时到医院就诊,有利于早期诊治。

3.简便方 芦荟、仙人掌(去刺)、鸡蛋清各适量。将芦荟、仙人掌研碎,用鸡蛋清调成糊状,涂于消毒纱布上,敷于患处,涂药面积略大于腮腺炎范围,胶布固定,每日 2~3 次。

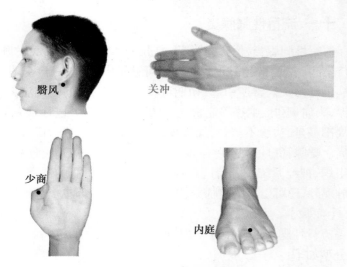

翳风

关冲

少商

内庭

图 3-6-11   流行性腮腺炎取穴

十二、儿童多动综合征

儿童多动综合征又称轻微脑功能障碍综合征,是儿童时期一种较常见的行为异常性疾患。本病男孩多于女孩,好发年龄6 ~ 14 岁。

【症状】

儿童多动综合征属中医学"脏躁"、"躁动"范畴。主要辨证分型如下:

肝肾阴虚型:神思涣散,烦躁多动,冲动任性,难以自控,睡眠不安,遇事善忘,五心烦热,口干唇红,形体消瘦,颧红盗汗,大便干结,舌红少津,苔少,脉弦细数。

心脾两虚型:神思涣散,多动不安,动作笨拙,情绪不稳,头晕健忘,思维缓慢,面色萎黄,神疲乏力,多梦少寐,食欲不振,大便溏泄,舌淡、苔白、脉细弱。

痰火内扰型:神思涣散,多言,哭闹不宁,任性多动,易于激动,胸闷脘痞,喉间痰多,夜寐不安,目赤口苦,小便黄赤,大便秘结,舌质红、苔黄腻,脉滑数。

【刺血疗法】

[取穴] ①印堂、太阳、百会、神门(耳穴)、阳陵泉、太冲、太溪。畏寒加关元。②肺俞、心俞、肝俞、脾俞、肾俞。(穴位见图3-6-12)

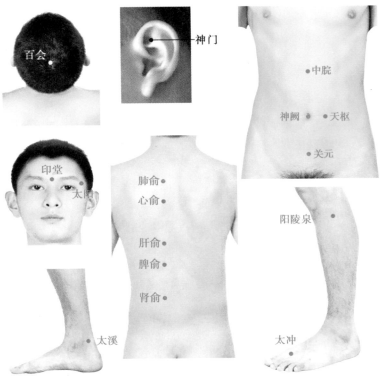

图 3-6-12　儿童多动综合征取穴

[操作] 两组穴位交替使用。第一组每次选穴 2~3 个,每穴点刺出血 3~5 滴或血变为止,可加用火罐。关元温和灸,每次 15 分钟,每周 2 次。第二组穴位点刺放血加拔罐,每周 1 次。

【按语】

1. 本病预后良好,要适当延长治疗时间,以提高和巩固疗效,绝大多数患儿到青春期逐渐好转而痊愈。

2. 要给患儿合理安排作息时间,养成良好的生活及学习习惯,家长不要给孩子加太多的作业,不可在精神上给孩子施加压力。

3. 食疗方 猪脊髓或牛脊髓,加盐少许,蒸熟,服适量。

第七节 五官科疾病

一、结膜炎

结膜炎是结膜组织在外界和机体自身因素的作用下而发生的炎性反应的统称。患者可表现为突发的结膜充血,烧灼感、痒、分泌物多,一般视力不受影响,检查可见眼睑红肿,睑结膜充血、乳头滤泡增生,球结膜周边性充血,或有水肿及结膜下出血。

【症状】

结膜炎属中医学"天行赤眼"的范畴。主要辨证分型如下:

初感疠气型:患眼赤涩疼痛,羞明流泪,眼眵稀薄,眼睑微红,白睛红赤,点片状溢血,发热头痛,鼻塞,流清涕,耳前颌下可扪及肿块,舌质红、苔薄黄,脉浮数。

热毒炽盛型:患眼灼热疼痛,热泪飞扬,胞睑红肿,白睛红赤臃肿,弥漫溢血,黑睛星翳,口渴心烦,便秘溲赤,舌红、苔黄、脉数。

【刺血疗法】

[取穴] 印堂、太阳、耳尖或耳后静脉、大椎、少泽。(穴位见

图 3-7-1）

[操作] 以上部位点刺出血 3 ~ 5 滴或血变为止,大椎点刺放血加拔罐。

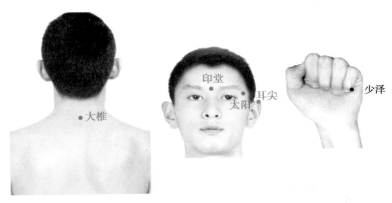

图 3-7-1 结膜炎取穴

【按语】

1. 感染性结膜炎患者的泪水具有高传染性,所以不要与患者公用手巾、手帕、太阳镜、滴眼药和其他接触眼的任何物品。

2. 患者饮食以清淡之品为宜,特别注意禁食辛辣、上火食物以及戒烟酒,同时患者在疾病症状完全消失后仍需注意饮食禁忌 1 周。

3. 菊花龙井茶 菊花 10g,龙井茶 3g,用开水冲泡,每日频频饮用。

二、睑腺炎

睑腺炎是睫毛毛囊附近的皮脂腺和睑板腺发生急性化脓性感染的一种病症,又称麦粒肿,可分为外睑腺炎和内睑腺炎。患者可表现为睫毛毛囊局部红肿、疼痛,出现硬结及黄色脓点。

【症状】

睑腺炎属中医学“针眼”的范畴。主要辨证分型如下:

风热外袭型:针眼初起,痒痛微作,局部硬结,微红微肿,触痛明显,苔薄黄,脉数。

热毒炽盛型:胞睑红肿疼痛,有黄白色脓点,或见白睛臃肿,口渴便秘,舌红、苔黄或腻,脉数。

热毒内陷型:胞睑肿痛剧增,伴见头痛,身热,嗜睡,局部皮色黯红不鲜,脓出不畅,舌质绛、苔黄糙,脉洪数。

脾虚夹实型:针眼屡发,面色少华,多见于小孩,偏食,便结,舌质红、苔薄黄,脉细数。

【刺血疗法】

[取穴] 印堂、太阳、耳尖或耳后静脉、大椎、关冲。(穴位见图3-7-2)

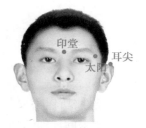
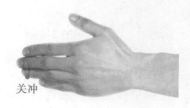

[操作] 以上每穴点刺出血3~5滴或血变为止,大椎点刺放血加拔罐。

【按语】

1. 患者切忌随意挤压,以防炎症向眶内、颅内扩散,引起眶蜂窝织炎、海绵窦静脉炎、脑膜炎及脓肿等而危及生命。

2. 可以取用干净的热毛巾湿敷,每次15分钟,每天3次,要防止烫伤皮肤,特别是幼儿及老年患者更要注

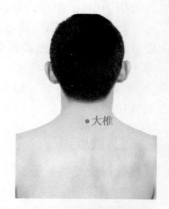

图3-7-2 睑腺炎取穴

意,可在眼睑上涂薄层凡士林或盖凡士林纱布预防。

3. 菊花粳米粥　干菊花 15g,粳米 50g。粳米合冰糖少许,加水 500ml,煮至米开汤未稠时,调入菊花,改文火稍煮片刻,待粥稠停火,盖紧焖 5 分钟待服。

三、老年性白内障

老年性白内障是指晶珠混浊,视力缓降,渐至失明的慢性眼病,最终在瞳神之中出现圆形银白色或棕褐色的翳障。本病多见于老年人。常两眼发病,但有先后发生或轻重程度不同之别。

【症状】

老年白内障属中医学"圆翳内障"的范畴。主要辨证分型如下:

肝肾两亏型:视物模糊,头晕耳鸣,腰膝酸软,舌淡脉细,或面白畏冷,小便清长,脉沉弱。

脾虚气弱型:视物昏花,精神倦怠,肢体乏力,面色萎黄,食少便溏,舌淡苔白,脉缓或细弱。

肝热上扰型:头痛目涩,眵泪,心情烦躁,口苦咽干,小便黄赤,舌干苔黄,脉弦。

阴虚夹湿热型:目涩视昏,烦热口臭,大便不畅,小便黄赤,舌红、苔黄腻,脉滑数。

【刺血疗法】

[取穴] ①印堂、太阳、丝竹空、瞳子髎、大椎、关冲、少泽;②肺俞、心俞、肝俞、脾俞、肾俞;③中脘、关元、天枢、神阙、章门。(穴位见图 3-7-3)

[操作] 三组穴位交替使用。第一组每次选穴 2~3 个,每穴点刺出血 3~5 滴或血变为止,可加用火罐。第二、三组穴位拔罐,每周 1 次。

【按语】

1. 刺血疗法可以减轻眼部症状,见效较快。

2. 本病早期可滴珍珠明目液或白内停眼液。

3. 手术治疗可以恢复一定的视力。

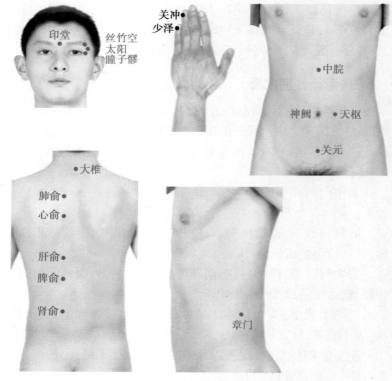

图 3-7-3　老年性白内障取穴

四、青光眼

青光眼是指眼内压间断或持续升高的一种眼病,持续的高眼压可以给眼球各部分组织和视力功能带来损害,如不及时治疗,视野可以全部丧失而致失明。

青光眼患者轻者可无自觉症状,或仅有一过性视物不清、头痛眼胀、休息后可以缓解,常因情志刺激,视力疲劳而诱发,可有虹视。重症患者可出现剧烈头痛,眼痛,视力急骤下降,伴恶心呕吐等。长期不愈,最后可以导致失明。

【症状】

青光眼属中医学"绿风内障"、"青风内障"的范畴。辨证分型如下：

肝阳上亢型：病情呈急性发作，眼压甚高，头目剧痛，眼部重度充血，视力急降甚或失明，性情急躁易怒，小便黄，大便干结，舌红、苔黄，脉弦数。

痰火瘀滞型：眼压高，头眼疼痛较甚，视力下降，眩晕，胸脘满闷，恶心呕吐，小便黄，大便干结，舌红、苔黄腻，脉滑数。

肾阳不足型：眼压偏高，头目胀痛，瞳孔散大，视物昏蒙，精神倦怠，纳差食少，畏寒肢冷，夜尿频繁，舌淡、苔白，脉细无力。

肝肾阴虚型：眼压偏高，头目胀痛，瞳孔散大，视物昏蒙，眩晕耳鸣，口燥咽干，心烦失眠，腰膝酸软，舌红、少苔，脉细数。

【刺血疗法】

[取穴] ①太阳、印堂、瞳子髎、丝竹空、耳尖、身柱、养老、光明；②肺俞、心俞、肝俞、脾俞、肾俞；③中脘、关元、大横、神阙、章门。（穴位见图3-7-4）

[操作] 三组穴位交替使用。第一组每次选穴2~3个，每穴点刺出血3~5滴或血变为止，可加用火罐。第二、三组穴位拔罐，每周1次。

【按语】

1. 生活起居要有规律，避免情绪波动，保持心理平衡，尽量少看电视、电脑，让眼睛多休息。饮食宜清淡，勿服对眼压有影响的药物。

2. 日常坚持测眼压，一旦出现眼压升高以及青光眼症状，必须去医院请眼科医生诊治，尽力保住视力。

3. 鲤鱼小豆汤　鲤鱼1条（约重500g），赤小豆40g，入锅同煮，至鱼熟汤浓，加葱花、料酒、精盐调味，喝汤食鱼，2日或3日1次。

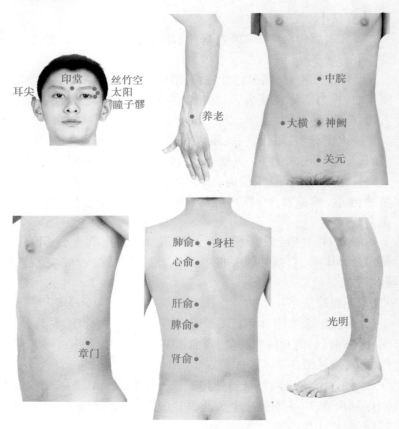

图 3-7-4　青光眼取穴

五、慢性化脓性中耳炎

慢性化脓性中耳炎是中耳黏膜、骨膜或深达骨质的慢性化脓性炎症，常与慢性乳突炎合并存在。患者可表现为耳内反复流脓，鼓膜松弛部或紧张部后上方有边缘性穿孔，从穿孔处可见鼓室内有灰白色鳞屑状或豆渣样物质，有特殊恶臭，以及听力减退等症状，可引起严重的颅内、外并发症，从而危及生命。

【症状】

慢性化脓性中耳炎属中医学"脓耳"的范畴。主要辨证分型如下：

风热外侵型：发病较急，耳痛并呈进行性加重，听力下降，或有耳内流脓、耳鸣，可见全身不适，发热，恶风寒或鼻塞流涕，舌质偏红、苔薄白或薄黄，脉弦数。

肝胆火盛型：耳痛剧烈，痛引腮脑，耳鸣耳聋，耳脓多而黄稠或带红色，可见全身发热，口苦咽干，小便黄赤，大便干结，舌质红、苔黄，脉弦数有力。

脾虚湿困型：耳内流脓缠绵日久，脓液清稀，量较多，无臭味，多呈间歇性发作，听力下降或有耳鸣，可伴头晕、头重或周身乏力，面色少华，纳差，大便溏薄，舌质淡、苔白腻，脉缓弱。

肾元亏损型：耳内流脓不畅，量不多，耳脓秽浊或呈豆腐渣样，有恶臭气味，反复发作，听力明显减退，可伴头晕，神疲，腰膝酸软，舌淡红、苔薄白或少苔，脉细弱。

【刺血疗法】

[取穴] 太阳、耳尖或耳后静脉、委中。（穴位见图3-7-5）

[操作] 以上每穴点刺出血3~5滴或血变为止，委中点刺放血加拔罐。

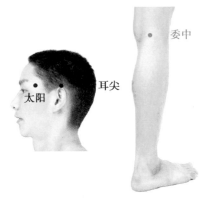

图 3-7-5 慢性化脓性中耳炎取穴

【按语】

1. 患者饮食宜高蛋白、富含纤维素、富含钙磷，如瘦肉、豆类、蔬菜等；忌腥类食物、发性食物，如海鲜、羊肉、姜、韭菜等；忌烟酒。

2. 积极参加体育活动，注意劳逸结合，游泳时选择水源干净的场所。患上呼吸道感染时，勿擤鼻，勿游泳，停止做鼻腔冲洗和咽鼓管吹张治疗，以免加重化脓性中耳炎的病情。

3. 苦瓜炒鸡蛋　苦瓜适量,鸡蛋 3 个,葡萄干适量。热锅加油,温热后,倒入打散的鸡蛋,炒一下,加苦瓜,炒 3 分钟,加盐调味,撒一把泡软的葡萄干翻炒一下,出锅即可食用,每周 1 次。

六、老年性耳聋

老年性耳聋是指随着年龄增长逐渐发生的进行性听力减弱,重者可致全聋的一种老年性疾病。患者可表现为渐进性的一侧或两侧耳鸣、耳聋,鼓膜正常,患者男性多于女性。

【症状】

老年性耳聋属中医学"耳鸣"、"耳聋"的范畴。主要辨证分型如下:

肾精不足型:听力下降,耳鸣声细,时有眩晕,腰膝酸软,手足心热,虚烦失眠,舌红少苔,脉细无力。

肝阳上亢型:症见耳聋耳鸣,急躁易怒,听力每况愈下,头目眩晕,耳鸣尖细如蝉鸣,腰膝酸软无力,舌红苔少,脉弦细。

气虚血瘀型:耳聋耳鸣,眩晕或头内空虚感,倦怠乏力,劳则加重,时有头痛或耳内闷胀,手指尖痒麻,舌黯淡或有瘀斑,脉涩无力。

【刺血疗法】

[取穴] 太阳、耳尖或耳后静脉。急躁易怒加太冲,倦怠乏力加足三里,腰腿酸软加太溪。(穴位见图 3-7-6)

[操作] 以上每穴点刺出血 3~5 滴或血变为止。

【按语】

1. 患者要避免噪声刺激,不要听打击乐器,听耳机,看电视时要放较轻的音量,防治高血压、高脂血症、骨关节病和内分泌疾病,有条件者应定期检查身体。

2. 少吃动物脂肪和内脏,多吃富含微量元素和维生素 C、维生素 E 的食物,如各种蔬菜、水果等。

3. 黑芝麻牛奶　黑芝麻 50g,鲜牛奶 200ml,白糖 10g。黑芝麻入锅用小火炒熟出香味,趁热研成细末。将鲜牛奶倒入锅中,加入黑芝麻细末、白糖,用小火煨煮,临沸腾时停火,即可食用。

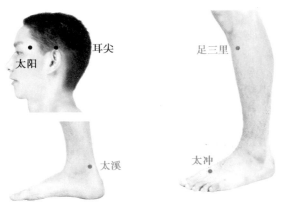

图 3-7-6　老年性耳聋取穴

七、神经性耳聋

神经性耳聋是指内耳听觉神经、大脑的听觉中枢发生病变,而引起听力减退,甚至听力消失的一种病证。患者可表现为单侧或双侧耳部不同程度的渐进性听力减退直至耳聋,伴有耳鸣、耳内闷塞感,约半数病人伴有眩晕、恶心及呕吐症状。

【症状】

神经性耳聋属中医学"耳鸣"、"耳聋"、"耳闭"的范畴。主要辨证分型如下:

风热侵袭型:耳中憋胀,有阻塞感,耳鸣,听力下降,多伴头痛,发热,恶风,口干口渴,舌质淡红、苔薄白或薄黄,脉浮数。

肝火上扰型:耳聋时轻时重,耳鸣较甚如闻潮声,每于恼怒之后加重,兼耳部胀痛,眩晕,面红目赤,口苦咽干,烦躁不宁,大便秘黄,小便黄赤,舌质红、苔黄,脉弦数。

痰火郁结型:听力下降,两耳如蝉鸣,自觉头部沉重,胸部胀满,咳嗽痰多,口苦或淡而无味,大便秘结,小便黄,舌质红、苔黄腻,脉滑数。

肾精亏损型:听力逐渐下降,耳鸣昼夜不息,夜间较甚,伴虚烦失眠,头晕目眩,神疲乏力,腰腿酸软,舌质淡而少苔,脉沉弱。

脾胃虚弱型:耳聋耳鸣,过劳则加重,伴倦怠乏力,食欲不振,腹部胀满,面色萎黄,大便稀薄,舌质淡、苔薄白,脉细弱。

【刺血疗法】

[取穴] 太阳、耳尖或耳后静脉。胀痛加太冲,痰多加丰隆,倦怠乏力加足三里,腰腿酸软加太溪。(穴位见图3-7-7)

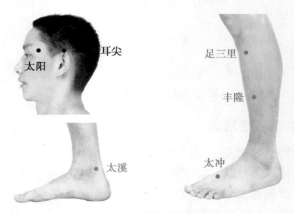

图3-7-7　神经性耳聋取穴

[操作] 以上每穴点刺出血3～5滴或血变为止,可加用火罐。

【按语】

1. 患者在饮食方面应选用"两高两低"特点的饮食,即高蛋白、高维生素、低脂肪、低盐饮食,如瘦肉、鲜鱼、活禽等炖汤频服,亦可多食些水果、韭菜、胡萝卜、芹菜等高维生素的蔬菜、瓜果。

2. 在发作期应卧床休息,房间光线以稍暗为宜,避免环境嘈杂吵闹,宜安静养息,待症状缓解后宜逐渐下床活动,避免长期卧床。

3.枸杞芝麻粥 枸杞10g,黑芝麻15g,粳米60g。上述食材共同煮粥,每日分1~2次食用。

八、急性扁桃体炎

急性扁桃体炎是指腭扁桃体的一种非特异性急性炎症,常伴有一定程度的咽黏膜及咽淋巴组织的急性炎症。发病较急,患者可表现为咽喉部红肿疼痛、吞咽不适,或伴有发热咳嗽等上呼吸道感染症状及食欲不振等全身症状。常因外感风热,或食辛辣香燥之品而诱发。

【症状】

急性扁桃体炎属中医学"乳蛾"、"喉蛾"、"莲房蛾"的范畴。主要辨证分型如下:

风热壅肺型:咽部红肿疼痛,干燥灼热,可伴有发热,汗出,头痛,咳嗽有痰,小便黄,舌质红、苔薄白或微黄,脉象浮数。

肺胃热盛型:咽部红肿,灼热疼痛,咽喉有堵塞感,高热,口渴喜饮,头痛,痰黄黏稠,大便秘结,小便短赤,舌红、苔黄,脉数有力。

阴虚火旺型:咽部微肿、疼痛,或吞咽时喉间有异物感,午夜尤甚,咽干喉燥,声音嘶哑,不欲饮水,手足心热,舌红、少苔,脉细数。

【刺血疗法】

[取穴]少商或商阳、肺俞。(穴位见图3-7-8)

[操作]少商点刺出血3~5滴或血变为止,肺俞点刺放血加拔罐。

【按语】

1.饮食以清淡、易消化为主,再辅助一些清爽去火、柔嫩多汁的食物,多喝水,忌食姜、椒、芥、蒜及一切辛辣之物戒烟酒。

2.扁桃体发炎期间,室内的空气一定要保证清新流通,可用空气加湿器等进行室内空气调节;早晨、饭后及睡觉前及时漱口、刷牙。

3. 橄榄酸梅汤　生橄榄 60g,酸梅 10g,水煎去渣加白糖调味,每日频频饮用。

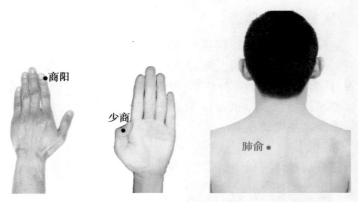

图 3-7-8　急性扁桃体炎取穴

九、急性咽喉炎

急性咽喉炎是指咽喉黏膜、黏膜下组织和淋巴组织的急性炎症。本病起病较急,初起时,患者可表现为咽部干燥、灼热,继之疼痛,吞咽时加重,并可放射至耳部,有时全身不适,关节酸困,头痛,食欲不振并有不同程度的发热;口咽及鼻咽黏膜弥漫性充血、肿胀,腭弓及悬雍垂水肿,咽后壁淋巴滤泡和咽侧索红肿,表面可见黄白色点状渗出物,下颌淋巴结肿大并有压痛。

【症状】

急性咽喉炎属中医学"喉痹"的范畴。主要辨证分型如下:

风热壅肺型:咽部红肿疼痛,干燥灼热,可伴有发热,汗出,头痛,咳嗽有痰,小便黄,舌质红、苔薄白或微黄,脉象浮数。

肺胃热盛型:咽部红肿,灼热疼痛,咽喉有堵塞感,高热,口渴喜饮,头痛,痰黄黏稠,大便秘结,小便短赤,舌红、苔黄,脉数有力。

阴虚火旺型:咽部微肿、疼痛,或吞咽时喉间有异物感,午夜尤甚,咽干喉燥,声音嘶哑,不欲饮水,手足心热,舌红、少苔,脉细数。

【刺血疗法】

[取穴] 少商或商阳、肺俞。(穴位见图 3-7-9)

[操作] 少商点刺出血 3~5 滴或血变为止,肺俞点刺放血加拔罐。

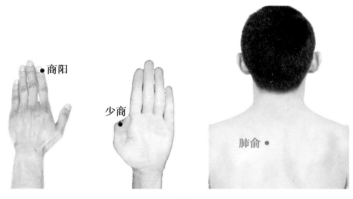

图 3-7-9　急性咽喉炎取穴

【按语】

1. 患者保持睡觉充足,适当进行户外活动,保持心情舒畅,不要大声或高声喊叫。

2. 多吃些新鲜蔬菜水果,不抽烟,少饮酒,不吃辛辣、过咸食物。

3. 萝卜糖姜饮　生萝卜适量,生姜汁,白糖。将萝卜捣烂取汁,与姜汁、白糖混合,水煎后每日频频饮用。

十、慢性咽喉炎

慢性咽喉炎为慢性感染所引起的弥漫性咽部病变,主要是咽部黏膜炎症。患者可表现为自觉咽部不适感,如干、痒、胀,且可见分泌物,伴灼痛,易干恶,有异物感,咯之不出,吞之不下,以上症状在说话稍多,食用刺激性食物后、疲劳或天气变化时加重。

【症状】

慢性咽喉炎属中医学"慢喉痹"的范畴。主要辨证分型如下:

肺阴不足型:咽中不适,干燥微痛,干咳无痰,或痰少而黏,唇红,午后颧红,精神疲乏,手足心热,气短乏力,舌红而干、少苔,脉细数。

肾阴亏虚型:咽中不适,干燥微痛,不喜多饮,腰膝酸软,虚烦失眠,头晕眼花,舌质红嫩,脉细数。

痰瘀互结型:咽中不适,有痰黏附,痰黏稠黄难咯,恶心欲呕,或咽痛如梗,舌质偏红或有瘀斑瘀点、苔黄厚或腻,脉细滑数或细涩。

【刺血疗法】

[取穴] 少商、照海、肺俞。干咳无痰加鱼际,恶心欲呕加内关。(穴位见图 3-7-10)

[操作] 少商、照海、鱼际每穴点刺出血 3～5 滴或血变为止,肺俞、内关点刺放血加拔罐。

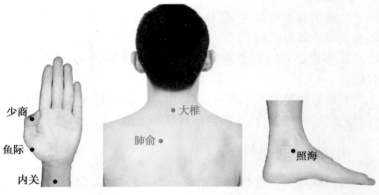

图 3-7-10　慢性咽喉炎取穴

【按语】

1. 劳逸结合,防止受凉,少讲话,平时多饮盐开水。

2. 吃易消化的食物,避免辛辣、过冷、过烫刺激食物,戒烟,注意口腔卫生,养成饭后漱口的习惯,保持大便通畅。

3. 荸荠萝卜饮　荸荠、鲜萝卜各 500g。将荸荠洗净去皮,鲜萝卜洗净切块,同放搅汁机内搅拌成汁,每日饮汁数小杯。

十一、牙痛

牙痛是指因各种原因引起的以牙齿疼痛为主要表现的病症。患者可表现为牙齿疼痛,每因冷、热、酸等刺激诱发或加重,可伴有牙龈红肿、牙龈出血、龈肉萎缩、牙齿松动、咀嚼困难等症状,也可有龋齿的存在。

【症状】

牙痛属中医学“齿痛”的范畴。主要辨证分型如下:

风火牙痛型:发作急剧,牙痛剧烈,牙龈红肿,遇热加剧,兼发热、口渴、腮颊肿胀,舌红、苔薄黄,脉浮数。

胃火牙痛型:牙痛剧烈,牙龈红肿甚至出血,遇热加剧,伴口臭、尿赤、便秘,舌红、苔黄,脉洪数。

虚火牙痛型:牙齿隐隐作痛,时作时止,午后或夜晚加重,日久不愈可见齿龈萎缩,甚则牙齿浮动,常伴腰膝酸软、头晕眼花,舌质红嫩、少苔或无苔,脉细数。

【刺血疗法】

[取穴] 大迎、合谷、内庭。(穴位见图 3-7-11)

[操作] 以上每穴点刺出血 3~5 滴或血变为止,大迎可以拔罐。

【按语】

1. 注意口腔卫生,养成“早晚刷牙,饭后漱口”的良好习惯。

2. 保持心情舒畅,宜多吃清胃火及清肝火的食物,如番瓜、西瓜、荸荠、芹菜、萝卜等,忌酒及热性动火食品。尤其睡前不宜吃糖、饼干等淀粉之类的食物。

3. 陈醋花椒饮　陈醋 120g、花椒 30g,文火熬沸后取数粒含在口中,3 ~ 5 分钟吐出,切勿吞下。

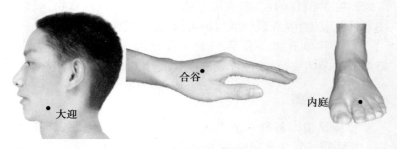

图 3-7-11　牙痛取穴

十二、口腔溃疡

口腔溃疡是指发生在口腔黏膜上的表浅性溃疡。大小可从米粒至黄豆大小,成圆形或卵圆形,溃疡面为凹、周围充血。本病好发于唇、颊、舌缘等。可因局部创伤,精神紧张,食物、药物、激素水平改变及维生素或微量元素缺乏诱发或加重。

【症状】

口腔溃疡属中医学"口疮"、"口疡"的范畴。主要辨证分型如下:

胃火上炎型:口腔溃疡,溃疡处鲜红,牙龈肿痛,口渴喜冷饮,口臭,大便秘结,小便黄赤,舌质红、苔薄黄,脉滑数。

阴虚火旺型:口腔溃疡,手足心热,午后或夜间加重,心烦少寐,颧红盗汗,口干咽燥,大便干结,舌质红、少苔,脉细数。

脾气虚弱型:口腔溃疡,其色淡红,反复发作,体倦乏力,食少便溏,头晕目眩,气短懒言,自汗,易于感冒,舌质淡、苔薄白,脉细弱。

心火亢盛型:口腔溃疡,色鲜红,心烦失眠,面赤口渴,小便黄赤或涩痛,舌红,脉数。

【刺血疗法】

[取穴] 太阳、脾俞、胃俞、内庭。（穴位见图 3-7-12）

[操作] 太阳、内庭，每穴点刺出血 3～5 滴或血变为止；脾俞、胃俞点刺放血加拔罐。

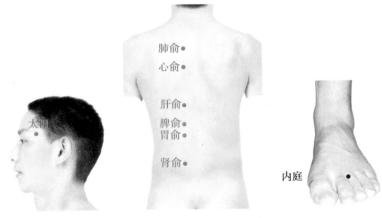

图 3-7-12　口腔溃疡取穴

【按语】

1. 口腔溃疡患者需注意口腔卫生，每次进食后，可用盐开水、生理盐水漱口，也可用药物漱口液。

2. 要讲究营养，均衡饮食，除每天食用鱼、肉等荤菜外，还必须多吃新鲜蔬菜、瓜果，尤其是富含维生素 C 的食物，如橙子等，少用调味品如辣椒、醋、姜、葱、八角等。

3. 木耳山楂饮　白木耳、黑木耳、山楂各 10g，水煎，喝汤吃木耳，每日 1 次。

十三、鼻炎

鼻炎是指鼻腔黏膜的炎性病变。临床可分为急性鼻炎、慢性鼻炎和过敏性鼻炎等。急性鼻炎是鼻腔黏膜的急性感染性炎症；慢性鼻炎为各种原因引起的鼻黏膜和黏膜下的慢性炎性疾病;过敏性鼻炎是由多种特异性致敏原引起的发生在鼻黏膜的变态反应性疾病。患者可出现鼻塞、流涕、喷嚏等症状,继而可出现嗅觉减退,头部胀痛,精神不振,甚至出现邻近器官(中耳、鼻窦、咽、喉)受累的症状。

【症状】

鼻炎属中医学"伤风"、"感冒"、"鼻窒"、"鼻槁"范畴。主要辨证分型如下:

风邪外袭型:鼻塞较重,喷嚏频作,涕多清稀,鼻音重浊,伴头痛身痛,无汗恶寒,舌淡、苔薄白,脉浮紧。

外感风热型:鼻塞而干,时重时轻,或鼻痒气热,涕少黄稠,发热恶风,头痛咽痛,口渴喜饮,舌质红、苔白或微黄,脉浮数。

气滞血瘀型:鼻塞无歇,涕多或黏白黄稠,嗅觉不敏,音声不畅,舌质红或有瘀点,脉弦细涩。

气虚邪滞型:鼻塞时轻时重或昼轻夜重,涕黏而稀,遇寒或劳累后加重,头晕头重,舌淡红、苔薄白,脉缓。

肺气虚弱型:鼻腔发痒闷胀,喷嚏频作,鼻塞,流清涕,自汗,舌淡、苔薄白,脉弱。

脾气亏虚型:气短音低,倦怠懒言,纳差,腹胀或腹泻,舌淡胖、苔薄白,脉虚弱。

肾阳不足型:鼻塞,涕多清稀,嗅觉不敏,形寒肢冷,腰膝酸软,舌淡、苔薄白,脉沉细弱。

【刺血疗法】

[取穴] 印堂、迎香、肺俞、脾俞。自汗加足三里,形寒肢冷、遇寒加重加神阙。(穴位见图3-7-13)

[操作] 印堂、迎香、足三里,每穴点刺出血3~5滴或血变为止;肺俞、脾俞点刺放血加拔罐;神阙用温和灸,每次30分钟。

【按语】

1. 平时少食用寒凉食品或寒性食物,如冷饮、可乐、冰凉水果、苦瓜、大白菜等。

2. 鼻过敏者须避开过敏原,如花粉,家中尘螨、毛毯或动物

250

皮屑等,在空调环境时间不宜过长,电扇不宜直吹。

3. 辛夷煮鸡蛋　辛夷花 15g,鸡蛋 2 个。辛夷花放入砂锅内,加清水 2 碗,煎取 1 碗;鸡蛋煮熟,去壳,刺小孔数个,将砂锅复火上,倒入药汁煮沸,放入鸡蛋同煮片刻,饮汤吃蛋,每周1 次。

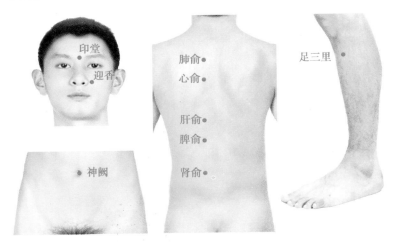

图 3-7-13　鼻炎取穴

十四、鼻出血

鼻出血是由多种原因引起的以鼻腔出血为主要表现的病症。一般多为单侧出血,血液可从前鼻孔或后鼻孔流出,亦可从一侧鼻腔经鼻咽流向对侧;少量出血时可见鼻涕带血;大量出血时可由两侧鼻孔同时涌出。

【症状】

鼻出血属中医学"鼻衄"、"鼻洪"的范畴。主要辨证分型如下:

肺经热盛型:发作突然,鼻血点滴而出,量不多,色鲜红,鼻咽干燥,可伴有咳嗽、痰黄、口干身热,舌质红、苔薄白而干,脉数。

胃热炽盛型：鼻血量多，血色深红，伴见烦渴引饮，或齿龈肿胀、出血，大便秘结，小便短赤，舌质红、苔黄，脉滑数。

肝火上逆型：来势急骤，出血较多，色深红，伴有烦躁不安，头痛，眩晕，耳鸣，口苦咽干，胸胁胀满，面红目赤，舌质红、苔黄，脉弦数。

阴虚火旺型：鼻出血时作时止，血色红，量不多，口干不欲饮，耳鸣目眩，五心烦热，舌红绛、少苔，脉细数。

脾虚气弱型：鼻血渗渗而出，淋漓难止，血色淡红，出血量可少可多，但其势较缓，面色无华，神倦懒言，头昏眼花，食少便溏，舌淡、苔薄，脉缓弱。

【刺血疗法】

[取穴] 印堂、迎香、肺俞。（穴位见图3-7-14）

[操作] 以上每穴点刺出血3～5滴或血变为止，肺俞加用火罐。

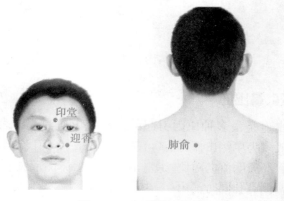

图3-7-14　鼻出血取穴

【按语】

1. 一旦发生鼻出血，可以用干净的脱脂棉充填鼻腔止血，如没有脱脂棉也可用手指压迫鼻翼两侧5分钟，必要时可用冷毛巾敷鼻部而使鼻血管收缩。

2. 鼻出血时患者低头并举起上肢,以增加上腔静脉的回心血量,从而减少鼻腔供血以达到止血的目的。

3. 快速止血法 患者将两手的中指互勾在一起,右手心朝下,左手心朝胸,勾住后尽力往两侧拉紧,1分钟左右便可止血。

十五、酒渣鼻

酒渣鼻是指发生于面部中央的慢性皮肤炎症。本病皮损好发于面部中央,呈对称分布。常见于鼻部,两颊,眉间,颏部。患者可表现为鼻子潮红,表面油腻发亮,伴有瘙痒、灼热和疼痛感。早期鼻部可出现红色的小丘疹、丘疱疹和脓疱,鼻部毛细血管充血严重,肉眼可见明显树枝状的毛细血管分支,最终鼻子上出现大小不等的结节和凹凸不平的增生,鼻子肥大不适,严重影响患者的美观。

【症状】

酒渣鼻属中医学"赤鼻"、"酒齄鼻"的范畴。主要辨证分型如下:

血热熏肺型:鼻部、双颊、前额部,见广泛红斑,或起丘疹、脓疱,舌质红、苔黄腻,脉弦数或滑数。

肺胃热盛型:鼻部发红,进辛辣刺激性饮食或精神兴奋则加剧,口鼻周围皮肤轻度红斑,可伴淡红色丘疹或有少数脓疱,自觉瘙痒,烦热口渴、咽干、纳呆、便秘,舌质红、苔薄黄,脉浮数或滑数。

气血瘀滞型:鼻尖部毛囊口扩大,或见囊肿、丘疹、脓疱,鼻部皮损,颜色黯红,紫褐,皮肤肥厚,结节状隆起,凹凸不平,舌质黯红或舌尖边有瘀点、瘀斑,脉弦涩。

【刺血疗法】

[取穴] 印堂、肺俞、脾俞、大肠俞。(穴位见图3-7-15)

[操作] 印堂点刺出血3~5滴或血变为止,肺俞、脾俞、大肠俞点刺放血加拔罐。

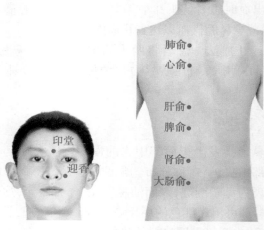

图 3-7-15　酒渣鼻取穴

【按语】

1. 调整生活方式,避免各种加重皮损的诱因,如避免烈酒和辛辣食物的刺激,少饮浓茶、浓咖啡,多食新鲜蔬菜、水果,保持大便通畅,注意劳逸结合,确保充分休息。

2. 禁止在鼻子病变时抓、搔、剥及挤压,以防传染,保护皮肤。即使是皮肤有细小的破损,也要及时处置;对已被感染的皮肤要在注意清洁的基础上注意保护,适当进行隔离,预防接触。

3. 马齿苋薏仁金银花粥　用马齿苋、薏仁各 30g,金银花 15g,用 3 碗水煎金银花至 2 碗时去渣,与马齿苋、薏仁混合煮粥,每日食用 1 次。

第八节　皮肤科疾病

一、荨麻疹

荨麻疹是指因各种因素致使皮肤黏膜血管发生暂时性炎性充血与大量液体渗出,从而造成局部水肿性损害的病症。患者可表现为皮肤反复出现来去迅速的风团,剧痒,退后不留痕迹,可伴有发热、腹痛、腹泻或其他全身症状。

【症状】

荨麻疹属中医学"风瘙瘾疹"的范畴。主要辨证分型如下:

风热犯表型:风团色红,灼热剧痒,遇热加重,伴发热,咽喉肿痛,苔薄黄,脉浮数。

风寒束表型:风团色白,遇风寒加重,得暖则减,伴恶寒,舌淡、苔薄白,脉浮紧。

血虚风燥型:风疹反复发作,迁延日久,午后或夜间加剧,心烦少寐,口干,手足心热,舌红、少苔,脉细数无力。

肠胃实热型:风团色红,成块成片,伴脘腹疼痛、恶心呕吐、便秘或泄泻,苔黄腻,脉滑数。

【刺血疗法】

[取穴] 曲池、血海、委中。便秘或泄泻者加天枢。(穴位见图 3-8-1)

[操作] 每穴点刺出血 3～5 滴或血变为止,可加用火罐。

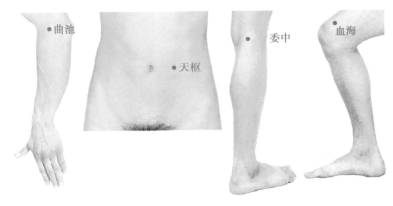

图 3-8-1　荨麻疹取穴

【按语】

1. 忌食动物蛋白性食物和海鲜发物,不吃辛辣刺激性食物,不饮酒,清淡饮食,多吃些新鲜蔬菜和水果,预防荨麻疹的复发。

2. 避免强烈抓搔患部,不用热水烫洗,不滥用外用药物。

3. 木瓜饮　木瓜 50g,加水煎服,每日 1 剂。

二、湿疹

湿疹是指由于多种内外因素引起的表皮及真皮浅层的炎症性皮肤病。患者皮肤可表现为具有对称性、渗出性、瘙痒性、多形性和复发性等特点。可发生于任何年龄、任何部位、任何季节,但常在冬季复发或加剧,有渗出倾向。

【症状】

湿疹属中医学"癣疮"、"湿疮"的范畴。主要辨证分型如下:

湿热浸淫型:发病急,可泛发全身各部,初起皮损潮红灼热、肿胀,继而粟疹成片或水疱密集,渗液流津,瘙痒不休,伴身热、心烦、口渴、大便干、小便短赤,舌红、苔黄腻,脉滑数。

脾虚湿蕴型:发病较缓,皮损潮红、瘙痒,抓后糜烂,可见鳞屑,伴纳少神疲、腹胀便溏,舌淡白胖嫩、边有齿痕、苔白腻,脉濡缓。

血虚风燥型:病情反复发作,病程较长,皮损色黯或色素沉着,粗糙肥厚,呈苔藓样变,剧痒,皮损表面有搔痕、血痂和脱屑,伴头昏乏力、腰酸肢软、口干不欲饮,舌淡、苔白,脉弦细。

【刺血疗法】

[取穴]　曲池、风市、阴陵泉。(穴位见图 3-8-2)

[操作]　曲池、阴陵泉刺血 3～5 滴或血变为止,风市用梅花针轻度叩刺,曲池、风市可加用火罐。

【按语】

1. 避免食用刺激性食物,如葱、姜、蒜、浓茶、咖啡、酒类及其他容易引起过敏的食物,如鱼、虾等海味。

2. 尽量减少皮肤不良刺激,如手抓、外用肥皂、热水烫洗等;衣着应较宽松、轻软,避穿毛制品或尼龙织品。

3. 薏米红豆煎　薏米 50g，红小豆 25g，加水同煮至豆烂，酌加白糖，早晚食用。

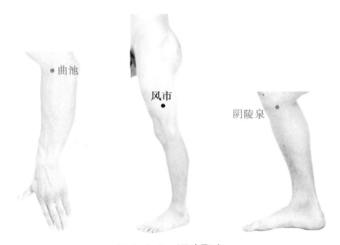

图 3-8-2　湿疹取穴

三、带状疱疹

带状疱疹是由水痘 – 带状疱疹病毒所引起的，以沿单侧周围神经分布的簇集性小水疱为特征的病症。患者在发病前常伴有轻度发热，疲倦乏力、食欲不振、全身不适等症状，亦可直接出现皮疹；皮疹多沿某一周围的神经分布，排列成带状，出现于身体的某一侧，好发于肋间神经、颈神经、三叉神经及腰神经分布区域，常有神经痛，有些患者在皮疹完全消退后仍遗留神经痛。

【症状】

带状疱疹属中医学"蛇丹"、"缠腰火丹"、"蛇串疮"的范畴。主要辨证分型如下：

肝经郁热型：皮损鲜红，疱壁紧张，灼热刺痛，伴口苦咽干，烦躁易怒，大便干或小便黄，苔薄黄或黄厚，脉弦滑数。

脾经湿热型：皮损颜色较淡，疱壁松弛，伴口渴不欲饮，纳差，胸脘痞满，大便时溏，舌红、苔黄腻，脉濡数。

瘀血阻络型:皮疹消退后局部疼痛不止,伴心烦不寐,舌紫黯、苔薄白,脉弦细。

【刺血疗法】

[取穴]疱疹相应神经节段的华佗夹脊穴、疱疹周围、曲泽、委中。(穴位见图 3-8-3)

[操作]用梅花针叩刺疱疹及周围皮肤,以刺破疱疹,使疱内液体流出,周围皮肤充血,微出血为度,可加拔火罐。疱疹相应神经节段的华佗夹脊穴、曲泽、委中,点刺放血加拔罐。

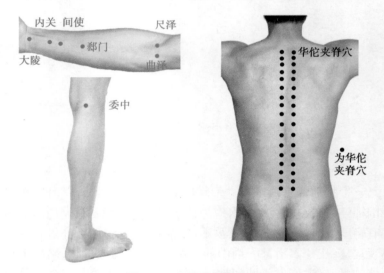

图 3-8-3　带状疱疹取穴

【按语】

1. 患者多休息,饮食宜清淡,禁忌油腻的食物、海鲜、家禽及蛋类,还应注意补充充足的水分。

2. 不要过分紧张,有的患者皮肤上可能会出现大疱、血疱,甚至糜烂,此时应及时就诊。

3. 瓜红草饮　全瓜蒌 10g、红花 6g、生甘草 3g,水煎,每日频频服用。

四、皮肤瘙痒症

皮肤瘙痒症是指皮肤无原发损害,仅以皮肤瘙痒为主的神经功能障碍性皮肤病。初起时患者可表现为无皮肤损害,而出现剧烈瘙痒,瘙痒常为阵发性,以夜间为甚;饮酒后、情绪变化、被褥温暖及摩擦搔抓,都可促使瘙痒发作及加重;由于经常搔抓,患处可出现抓痕、血痂,日久皮肤增厚,皮纹增粗,发生色素沉着、苔藓化等继发损害,甚至影响睡眠,可出现头晕,精神忧郁或烦躁及食欲不振等神经衰弱的症状。

【症状】

皮肤瘙痒症属中医学"风痒"、"风瘙痒"、"血风疮"的范畴。主要辨证分型如下:

脾虚卫弱型:阵发性瘙痒,遇风触冷瘙痒加剧,食欲不振,气短无力,舌淡、苔白,脉细弱。

肝肾亏损型:夜间瘙痒为主,皮肤干燥多屑,肥厚呈草席状,腰酸膝软,夜寐不安,舌淡、苔黄,脉沉细。

气血两燔型:皮肤弥漫潮红,自感痒甚,搔破血痕斑斑,口渴烦热,小便赤短,舌红、苔黄,脉数。

【刺血疗法】

[取穴]　①曲池、风市、血海、足三里;②肺俞、心俞、肝俞、脾俞、肾俞、关元;③中脘、关元、天枢、神阙、章门。(穴位见图3-8-4)

[操作]　三组穴位交替使用,一组穴位每穴点刺出血3~5滴或血变为止,可加用火罐。二组、三组穴位拔罐,每周1次。

【按语】

1. 患者适当锻炼,及时增减衣服,避免冷热刺激,衣服应以棉织品为宜,应宽松舒适,预防摩擦。瘙痒时可以隔着衣服拍打,避免抓伤。

2. 戒烟酒、浓茶、咖啡及一切辛辣刺激食物,膳食中适度补充脂肪,减少洗澡次数,洗澡时不要过分搓洗皮肤,不用碱性肥皂和沐浴液。

3. 绿豆蒸藕片 绿豆 50g,鲜藕 300g。藕洗净去皮,绿豆泡好后,装入藕孔内,蒸熟切片食用。

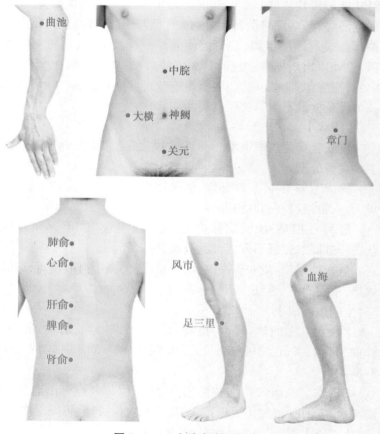

图 3-8-4 皮肤瘙痒症取穴

五、痤疮

痤疮是指由于各种原因引起毛孔堵塞,从而导致毛囊及皮脂腺发炎的慢性皮肤病。患者可表现为丘疹、黑头、脓疱、脓肿、结节、囊肿,某些患者发病时间短,可自然趋向痊愈;某些数量多,症状严重,甚至留有瘢痕。

【症状】

痤疮属中医学"面疱"、"酒刺"、"暗疮"的范畴。主要辨证分型如下:

肺经风热型:丘疹多发于颜面、胸背的上部,色红,或有痒痛,舌红、苔薄黄,脉浮数。

湿热蕴结型:丘疹红肿疼痛,或有脓疮,伴口臭、便秘、尿黄,舌红、苔黄腻,脉滑数。

痰湿凝滞型:丘疹以脓疮、结节、囊肿、瘢痕等多种损害为主,或伴有纳呆、便溏,舌淡、苔腻,脉滑。

冲任失调型:女性患者经期皮疹增多、加重,经后减轻,伴有月经不调,舌红、苔腻,脉象浮数。

【刺血疗法】

[取穴]　太阳、耳尖、大椎、肺俞、风门。(穴位见图3-8-5)

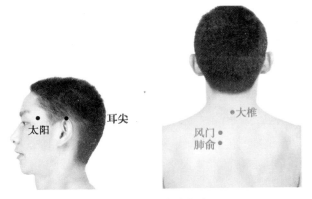

图3-8-5　痤疮取穴

[操作]　每次选2~3穴,每穴点刺出血3~5滴或血变为止,可加用火罐。

【按语】

1. 不要熬夜,睡眠充足,生活起居不规律或熬夜易恶化;保持心情愉快,避免焦虑、烦躁。

2. 戒烟酒,忌高脂肪、高糖饮食,不多食辛辣、燥热等刺激性的食物,宜多食蔬菜水果。

3. 绿豆薏苡仁汤　绿豆、薏苡仁各 30g,山楂 10g,加清水 500g,泡 30 分钟后煮开,沸几分钟后即停火,不要揭盖,焖 15 分钟即可食用。

六、斑秃

斑秃是一种骤然发生的局限性斑片状的脱发性毛发病。患者初起可表现为 1 个或数个边界清楚的圆形或椭圆形脱发区,直径约 1~2cm 或更大;脱发区的边缘处常有一些松而易脱的头发,若脱发现象继续增多,每片扩展,可互相融合形成不规则形,若继续进展可以全秃,严重者眉毛、睫毛、腋毛、阴毛和全身毳毛也都脱落,即为普秃。

【症状】

斑秃属中医学"圆秃"、"鬼剃头"的范畴。主要辨证分型如下:

气血两虚型:患者多于病后、产后、疮后脱发,呈渐进性加重,范围由小而大,数目由少而多。脱发区能见到散在的、参差不齐的残余头发,但轻轻触摸就会脱落。伴有唇白、心悸、气短语微、头昏、嗜睡、倦怠无力,舌淡、苔薄白,脉细弱。

肝肾不足型:患者年龄多数在 40 岁以上,平素头发焦黄或花白。发病时头发常是大片而均匀的脱落,严重时还会出现眉毛、腋毛、阴毛乃至汗毛的脱落;伴有面色苍白、肢体畏寒、头昏耳鸣、腰膝酸软,舌质淡有裂纹、苔少或无,脉沉细无力。

血热生风型:突然脱发,进展较快,常是大片大片的头发脱落,可伴有头部烘热、心烦易怒、急躁不安,个别患者还会相继发生眉毛、胡须脱落的现象,偶尔有头皮瘙痒,舌质红、苔少,脉细数。

血瘀毛窍型:脱发前先有头痛或头皮刺痛等自觉症状,继而出现斑块脱发,时间一久,则会发生全秃,伴有夜多噩梦、烦热难以入睡、齿痛等全身症状,舌质黯红或夹有瘀点、苔少,脉沉涩。

【刺血疗法】

[取穴] ①脱发局部、太阳、尺泽。脱发急骤加血海、委中,缓慢加足三里、气海。②肺俞、心俞、肝俞、脾俞、肾俞、关元。③中脘、关元、天枢、神阙、章门。(穴位见图3-8-6)

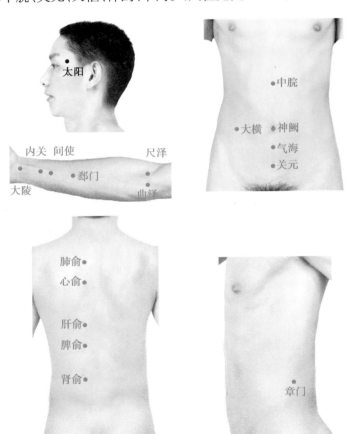

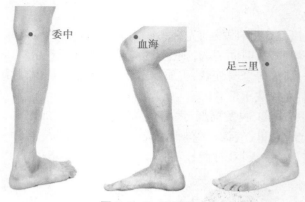

图 3-8-6　斑秃取穴

[操作] 三组穴位交替使用。第一组脱发局部用梅花针叩刺,其余穴位每穴点刺出血 3~5 滴或血变为止,可加用火罐。第二、三组穴位拔罐,每周 1 次。

【按语】

1. 生活作息有规律性,保持情绪的稳定和充足的睡眠,忌疲劳过度和熬夜。

2. 头皮最忌碱强性洗发剂,因为洗发水中的强碱性物质对毛囊有极大的损害作用,可加速毛囊的萎缩。平时可用生姜片涂擦患处。

3. 桑椹米粥　新鲜桑椹 50g,糯米 100g,冰糖适量,置砂锅内加水 400ml,用文火烧至微滚到沸腾,以粥黏稠为度。每日分1~2 次食用。

七、神经性皮炎

神经性皮炎是指以皮肤肥厚、皮沟加深呈苔藓样改变和阵发性剧烈瘙痒为特征的皮肤神经功能障碍性疾病。患者可表现为在眼周、颈后两侧、肘、膝、尾骶等处出现皮损,皮损初起为正常皮色或淡红色扁平丘疹,呈圆形或多角形,密集成片,边缘清楚;日久局部皮肤增厚,干燥粗糙,纹理加深,形成苔藓样变,表面有少许鳞屑;患者可自觉阵发性剧烈瘙痒,尤以夜间及安静时为重。

【症状】

神经性皮炎属中医学"牛皮癣"、"摄领疮"范畴。主要辨证分型如下:

血虚风燥型:丘疹融合,成片成块,表面干燥,色淡或灰白,皮纹加深,上覆鳞屑,剧烈瘙痒,夜间尤甚,女性或兼有月经不调,舌淡、苔薄,脉濡细。

阴虚血燥型:皮损日久不退,呈淡红或灰白色,局部干燥肥厚,甚则泛发全身,剧烈瘙痒,夜间尤甚,舌红、少苔,脉弦数。

肝郁化火型:皮损色红,心烦易怒或精神抑郁,失眠多梦、眩晕,口苦咽干,舌红,脉弦数。

风湿蕴阻型:皮疹呈淡褐色,成损皮片,粗糙肥厚,阵发性剧痒,夜间尤甚,舌苔薄或白腻,脉濡缓。

【刺血疗法】

[取穴] ①尺泽、委中、皮损局部;②肺俞、心俞、肝俞、脾俞、肾俞、关元;③中脘、关元、大横、神阙、章门。(穴位见图3-8-7)

[操作] 三组穴位交替使用,一组皮损局部用梅花针轻度叩刺,其余穴位每穴点刺出血3~5滴或血变为止,可加用火罐。二组、三组穴位拔罐,每周1次。

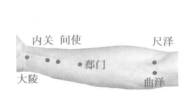

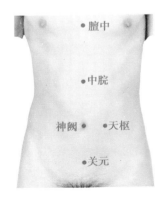

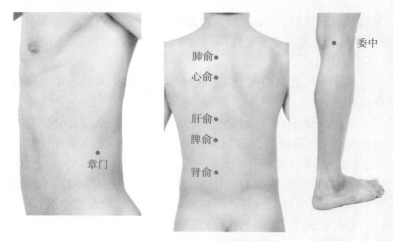

图 3-8-7 神经性皮炎取穴

【按语】

1. 养成良好的卫生习惯,搞好个人卫生,经常用温水和肥皂做局部清洗,不用油脂性护肤品或化妆品等。

2. 少吃海鲜、羊肉等食物,多吃水果和蔬菜,戒除烟酒。

3. 花生赤豆红枣汤 带衣花生米 100g,赤小豆、红枣各60g。以上诸物加水共煮汤,每日食用。

八、股外侧皮神经炎

股外侧皮神经炎是一种较常见的周围神经性疾病,其临床表现为一侧或双侧大腿外侧皮肤有蚁走感、麻木或疼痛,站立或步行过久可加重;局部皮肤感觉减退或过敏,但无肌萎缩或运动障碍。

【症状】

股外侧皮神经炎属中医学"皮痹"、"肌痹"的范畴。主要辨证分型如下:

寒湿痹阻型:大腿外侧皮肤有麻木或疼痛,皮肤不温,肢冷恶寒,遇寒加重,遇热减轻,常伴有口淡不渴,舌淡苔白,脉紧。

湿热痹阻型:大腿外侧皮肤有麻木或疼痛,肤色略红或紫红,触之而热,身热不渴,大便干,小便短赤,舌红、苔黄厚腻,脉滑数有力。

气血亏虚型:大腿外侧皮肤有麻木或疼痛,肌肉瘦削,肌肤麻木不仁,周身乏力,头晕目眩,声怯气短,面色不华,爪甲不荣,唇舌色淡,舌有齿痕、苔薄白,脉沉细无力。

痰阻血瘀型:大腿外侧皮肤有麻木或疼痛,肌肉瘦削,关节疼痛强直,屈伸不利,转侧仰俯不便,舌质黯,有瘀斑、瘀点,苔厚腻,脉滑细。

脾肾阳虚型:大腿外侧皮肤有麻木或疼痛,皮薄如纸,肌肉瘦削,精神倦怠,肢冷形寒,面色苍白,腹痛泄泻,腰膝酸软,舌质淡、体胖、苔白,脉沉细无力。

【刺血疗法】

[取穴] 阿是穴(麻木、瘙痒处)、风市、阳陵泉。(穴位见图 3-8-8)

[操作] 以上每穴点刺出血 3～5 滴或血变为止。阿是穴(麻木处)、风市还可以皮肤针叩刺加拔罐。

【按语】

1. 股外侧皮神经炎刺血疗法,疗效较好。首先在于探明原发病,并积极治疗原发病,解除对该神经的刺激。此外,可对症治疗给予维生素 B_1、维生素 B_2、维生素 B_{12} 或皮质激素以营养神经、消除炎症。

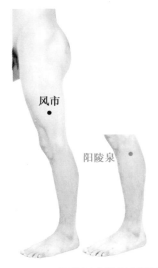

风市

阳陵泉

图 3-8-8 股外侧皮神经炎取穴

2. 患者饮食忌辛辣之品,多吃蔬菜、水果等食物,特别注意维生素 B_1、维生素 B_2、维生素 B_{12} 的补充。

3. 中药熏洗方　鸡血藤、秦艽、独活、白芍、郁金、川牛膝、地骨皮各 20g,红花、木香、蛇床子各 10g。将中药放入缝好的布袋内,放入盆中煮沸,熏蒸后,待温度合适,可将药袋敷于患部,每日 1 次,10～15 天为 1 个疗程。